前列腺癌自我防治指南

Self-prevention and Treatment Guidelines for Prostate Cancer

主　审　张　旭　王晓雄　洪宝发
主　编　符伟军

科学出版社

北　京

内 容 简 介

本书共4篇40章介绍前列腺癌诊断和治疗近年的新知识及专业健康保健指导。内容包括前列腺癌的基础知识、概述、诊断、治疗及随访等。详细介绍了前列腺癌的筛查、症状、分级分期，以及各种治疗方法和优缺点。同时，书中还强调了患者与医师的沟通交流和寻找合适医师的重要性，无论是对前列腺癌的初步了解，还是在治疗过程中遇到的困惑，本书都能为读者提供帮助和指导。

本书内容全面详细，图文并茂，通俗易懂，适于前列腺癌患者及家属、医学院学生参考阅读。

图书在版编目（CIP）数据

前列腺癌自我防治指南 /符伟军主编. -- 北京：科学出版社，2025. 1.
ISBN 978-7-03-079657-8

Ⅰ. R737.25-62

中国国家版本馆CIP数据核字第2024KS9504号

责任编辑：郭 颖 / 责任校对：张 娟
责任印制：师艳茹 / 封面设计：龙 岩

科学出版社 出版
北京东黄城根北街16号
邮政编码：100717
http://www.sciencep.com

中煤（北京）印务有限公司印刷
科学出版社发行 各地新华书店经销
*

2025年1月第 一 版 开本：880×1230 1/32
2025年1月第一次印刷 印张：8
字数：221 800

定价：69.80元
（如有印装质量问题，我社负责调换）

编者名单

主　审　张　旭（中国人民解放军总医院）

　　　　　王晓雄（中国人民解放军总医院）

　　　　　洪宝发（中国人民解放军总医院）

主　编　符伟军（中国人民解放军总医院）

副主编　安子彦（中国人民解放军总医院）

　　　　　肖树伟（空军特色医学中心）

　　　　　张景云（中国人民解放军总医院）

编　者　（以姓氏汉语拼音为序）

　　　　　毕凯鹏（南开大学医学院）

　　　　　柴临冬（郑州市郑东新区外国语学校）

　　　　　董金凯（中国人民解放军总医院）

　　　　　符舟洋（首都医科大学附属北京安贞医院）

　　　　　符宗宇（中国人民解放军总医院）

　　　　　付学伟（中国人民解放军总医院）

　　　　　李学超（中国人民解放军总医院）

　　　　　凌争云（南开大学医学院）

　　　　　邵金鹏（中国人民解放军联勤保障部队第九八八
　　　　　　　　　医院）

　　　　　宋　勇（中国人民解放军总医院）

　　　　　王　政（中国人民解放军总医院）

　　　　　王鹏超（中国人民解放军总医院海南医院）

叶洲杰（南开大学医学院）

赵　健（中国人民解放军联勤保障部队第九六〇医院）

赵　堃（中国人民解放军总医院）

朱友亮（南开大学医学院）

邹昊逾（南开大学医学院）

插　图　安子彦（中国人民解放军总医院）

蔡　祺（南开大学医学院）

张新宇（南开大学医学院）

徐鸿昊（中国人民解放军总医院）

说　明

　　通过阅读本书，读者将能更加清楚地了解前列腺癌的诊断与治疗。但本书不能取代给患者与专业医师面对面诊疗的建议，因为每个人的疾病都有其特殊性，最终的个体化诊疗方案应该由患者与专业医师共同决定，我们推荐患者听从专业医师的具体诊疗意见。作者和出版社不承担与使用本书有关的所有责任。本书的目的是让患者及家人解除看病疑惑并了解更多有关前列腺癌诊断、治疗及自我保健知识。

序

在医学的浩瀚海洋中，每一种疾病都如同一座岛屿，有其独特的地理形态和生态环境。而前列腺癌，作为男性健康的隐形杀手，近年来在中国乃至全球范围内发病率呈上升趋势，愈发引起医学界和公众的广泛关注。在此背景下，《前列腺癌自我防治指南》一书的问世，无疑为男性健康自我防治提供了一盏指引明灯。

该书通过汇集国内外专家的新近研究成果与实践经验，将复杂艰涩的医学知识以浅显易懂的方式呈现出来。这不仅是一次专业医学知识推广的编撰，也是一次医师与患者之间的深度对话与知识普及的尝试。该书除了展现专业医师的严谨与求实外，更流露出对患者的内心关怀与理解。因此，该书不仅提供了专业的最新医学知识，更充满了人文关怀之情。

该书从前列腺癌的基础知识讲起，到诊断、治疗、随访等各个环节，内容全面而深入，却又不失通俗易懂。广大读者可以从中了解到前列腺癌的发病原因、早期筛查的重要性、各种治疗方法的优劣，以及如何选择最适合自己的治疗方案。更为难得的是，该书还关注到了患者心理层面的需求，个性化指导患者如何与家人、医师有效沟通，如何在治疗过程中保持积极的心态。

编者在该书的编撰过程中查阅前列腺癌防治的新进展，以通俗易懂的文字，使得该书既有理论深度，又为广大读者提供预防和治疗的实用指导，无疑将为前列腺癌的自我防治工作带来积极的推动作用。

作为一名耕耘医学专业多年的医师，我深知患者在面对重大疾病时的无助与迷茫。因此，我衷心希望通过该书的推广宣教，提升公众对前列腺癌的认知水平，帮助更多前列腺癌患者做出明智的个性化治疗选择，实现构建大卫生、大健康格局，全方位护佑人民健康，共同推动中国前列腺癌防治事业的发展。

中国科学院院士

于北京

前　　言

据全球癌症数据最新统计，前列腺癌是男性第二常见的肿瘤和第五大肿瘤死亡原因，其发病率和死亡率在中国呈现上升趋势。对前列腺癌缺乏认识和恐惧心理会延误患者的诊断和治疗，更重要的是，患者不可能在门诊与专业医师进行长时间的私人咨询，因此也无法完整获得前列腺癌诊疗的新知识。在怀疑前列腺癌阶段，患者可能会考虑哪些检查手段创伤小，并且容易明确诊断；在治疗前列腺癌阶段，患者可能想了解前列腺癌治疗有无最新突破，如果有的话，哪些治疗方案效果好、痛苦小。

关于前列腺癌的专业书籍有很多，但大部分患者无法从专业书籍中便捷地获取自己真正关心的问题和答案。患者有权力知道自己身体到底发生了什么情况，了解一些前列腺癌的基础知识后，再去咨询专业医师，这样可以帮助患者作出最佳选择。这点尤其重要，因为患者所作的选择将会影响他以后的日常生活和家人，影响他余生的幸福岁月。

本书汇集了全球长期从事前列腺癌临床和科研专家的新研究成果，还有经历过治疗的前列腺癌患者及其家人宝贵的个人经历。我们力争避开专业学术讲座的枯燥，减少专业用语和大量统计数字的使用。阅读本书的过程中，仿佛和一位专业医师面对面交谈，患者所有能想到的困惑不解，本书都尽可能逐一详细解答。患者在阅读本书之后，将减少其内心对前列腺癌的恐惧，从而正确面对前列腺癌，与癌共处并抗争。

　　本书不能取代专业医师的诊疗,因为每个人的前列腺癌都有特殊性,需要患者与专业医师面对面交流,共同探讨一些具体的影响因素,比如患者的健康状况、预期寿命和个人问题,本书不可能涵盖所有的个人具体问题。

　　本书的目的是为前列腺癌患者及其家人提供浅显易懂的关于前列腺癌的知识。我们真诚地希望本书能回答患者的诸多疑问,减轻患者对疾病产生的恐惧,从而选择更适合患者的治疗方案,让患者成为自己健康和命运的主宰者。

编　者
于北京

目 录

第一篇　前列腺癌概述

第1章　前列腺的基础知识

在男性的生殖系统中，有一个常被忽视但至关重要的器官——前列腺，它像是一位默默守护的守门员，不仅关乎男性的性功能，还影响着泌尿系统的正常运作。然而，这个看似坚强的"守门员"也常会遭遇各种健康问题，比如前列腺变大——前列腺增生和前列腺癌变——前列腺癌，这两种疾病对男性健康造成严重威胁。前列腺增生是老年男性最常见的良性病变，由于前列腺腺体的增生肥大，可能导致尿频、尿急、尿不尽等问题，严重影响患者的生活质量。而前列腺癌则更为凶险，如果不及时发现和治疗，会危及生命，影响寿命。

因此，对男性而言，了解并关注前列腺健康，尤其是预防和治疗前列腺增生和前列腺癌，显得尤为重要。想要了解前列腺疾病，首先要了解前列腺的正常解剖位置及功能，与泌尿生殖系统和盆腔的解剖关系，本章将为读者详细介绍前列腺的基本知识（图 1-1）。

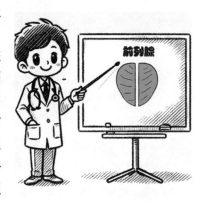

图 1-1　什么是前列腺

一、前列腺大体解剖

前列腺是一个由腺体和纤维肌肉组织共同组成的腺肌性器官，其外部包裹着一层前列腺包膜。前列腺的形态犹如一个倒置的锥体，大小类似于一颗略扁的栗子，位于膀胱下方，与盆底尿生殖膈紧密相连，并环绕着尿道。我们可以将前列腺腺体细分为 3 个部分：底部、体部和尖部。其底部较为宽大，紧贴着膀胱颈部。膀胱颈分布有尿道内括约肌，在进行根治性前列腺切除术时，医师会慎重地保留部分膀胱颈，形成一个小巧如樱桃的开口，这是为了确保尿道内括约肌的完整，从而帮助患者术后尽早恢复控尿能力。前列腺的尖部则位于最下方，与尿道膜部相邻。体部的前方置于耻骨后间隙内，且其前方有逼尿肌围裙延伸至耻骨，下方则通过耻骨前列腺韧带与耻骨紧密相连，而其下两侧面则被肛提肌的耻骨直肠肌所覆盖（图 1-2）。

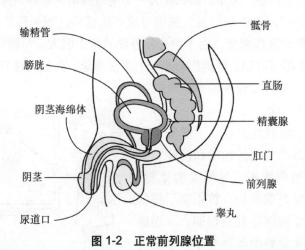

图 1-2　正常前列腺位置

前列腺的体部后面相对平坦，中央有一条明显的纵行浅沟，这就是我们所说的前列腺中央沟，它将前列腺的后面自然地划分为左右两个侧叶。前列腺位于直肠下段的前方，与直肠之间由一层名为 Denonvilliers 筋膜（迪氏筋膜）的结构巧妙地隔开。值得一提的是，在直肠指检过程中，医师可以用手指触及前列腺。

有的患者会问：为什么我做前列腺癌根治手术后会出现尿失禁，而周围患者手术后没有发生尿失禁？其实这与前列腺自身解剖形态变化有关，比如前列腺尖部的形态各异，有的前列腺尖部在前方突出并包裹尿道形成环状，有的在两侧突出并围绕尿道，还有的会向后方突入尿道之后（图1-3）。这些不同的前列腺尖部形态，会对根治性前列腺切除术后的尿控恢复产生不同的影响，这主要是由于每个人自身的解剖结构差异所导致的。

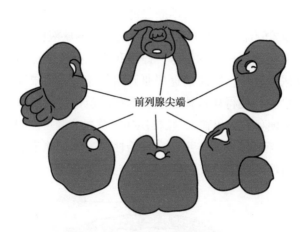

前列腺尖端

图1-3 正常前列腺尖部形态各异

前列腺可通过直肠指检进行检查，这种方法是确定是否存在前列腺增生或癌症的一种简便而常用的手段。正常的前列腺大小类似于栗子，其纵径约为3cm，横径约为4cm，前后径约为2cm，重量约20g。在进行直肠指检时，正常的前列腺触感平坦，两侧叶呈现对称性，边缘清晰，表面光滑，质地坚韧且富有弹性，无结节和压痛感。可以触到中央沟略有凹陷，并具有一定的活动性。前列腺直肠指诊检查结果通常描述如下：

1. 正常 前列腺似栗子大小。

2. Ⅰ度 较正常增大1.5～2倍，中央沟变浅，突入直肠距离为1～2cm，似鸡蛋大小。

3.Ⅱ度　较正常增大 2～3 倍，中央沟消失，或略突出，突入直肠 2～3cm，似鸭蛋大小。

4.Ⅲ度　腺体肿大严重，突入直肠超过 3cm，中央沟明显突出，检查时手指不能触及腺体上缘，似鹅蛋大小。

二、前列腺毗邻解剖

1. 前列腺　位于膀胱的下方，而膀胱则是负责储存尿液的重要器官。人体的肾脏全天候工作，不断过滤血液中的废物，生成尿液，这些尿液沿着输尿管流入膀胱（图 1-4）。当膀胱内的尿液积累到一定量时，我们的大脑会接收到尿意的信号，提示我们选择一个适当的时间进行排尿。在排尿过程中，膀胱的逼尿肌开始收缩，推动尿液排出，同时尿道括约肌松弛，使得尿液能够顺畅地从尿道排出。如果患有脑血管病变（例如脑梗死或脑出血）、腰椎疾病、糖尿病等可能损害控制膀胱肌肉收缩的神经系统疾病，那么在根治性前列腺切除术后，患者可能会面临排尿困难或充盈性尿失禁的问题。

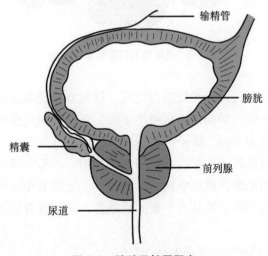

图 1-4　膀胱是储尿器官

2. **尿道** 作为前列腺部尿道的自然延伸，起始于膀胱，穿越前列腺内部，沿着阴茎腹侧蜿蜒而下，最终开口于尿道外口，成为排泄尿液的重要通道。尿道的括约肌分为内外两部分：尿道内括约肌紧贴在膀胱颈部，而尿道外括约肌则由一组环形肌纤维构成，位于前列腺尖部的下方（图 1-5）。这两组括约肌协同工作，精准控制着排尿过程。若在手术中不慎损伤这些括约肌，便可能导致永久性尿失禁。因此，在手术中，医师会格外小心，以保护这些关键的肌肉结构。

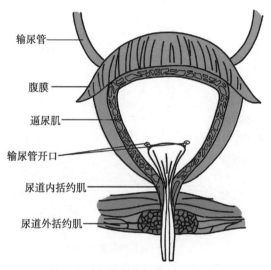

输尿管
腹膜
逼尿肌
输尿管开口
尿道内括约肌
尿道外括约肌

图 1-5 控制排尿的尿道内外括约肌

然而，有些患者在术后会出现一种情况：在平躺时并无尿液泄漏，但一旦咳嗽、活动或进行体力劳动时，便会出现不自觉的漏尿现象，这被称为压力性尿失禁（压力性漏尿）。导致这一现象的因素众多，其中包括手术过程中对盆底结构不可避免的破坏、尿道括约肌稳定性的减弱、尿道括约肌因前列腺增大而被动扩张松弛，以及晚期前列腺癌对尿道括约肌的侵犯等。此外，一些全身性疾病如糖尿病、脑血管疾病等也可能通过损伤支配尿道括约肌的神经而加重漏尿情况。

前列腺腺体的两侧分布着神经和血管，这些组织被称为神经血管束（图 1-6），与男性的勃起功能息息相关。当医师与患者商讨前列腺癌手术方案时，他们会询问您是否希望保留勃起功能，这实际上就是在考虑是否要保留这些关键的神经血管束。然而，在某些情况下，当患者被诊断为前列腺癌且病情已偏向晚期时，前列腺癌组织生长可能已突破前列腺包膜，医师为了确保彻底切除肿瘤，通常会建议不要保留这些神经血管束。这种情况下，术后患者可能会遇到勃起功能障碍的问题。

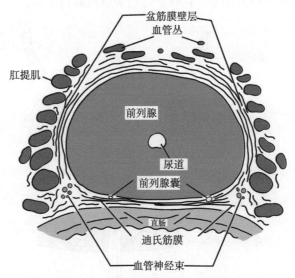

图 1-6 前列腺两侧的神经血管束

　　3. 输精管　是一个细长的管状结构，可以细分为睾丸部、精索部、腹股沟部和盆部。它起始于膀胱底部和精囊腺上端，沿着精囊腺内侧向下延伸，其末端演化成输精管壶腹。这个壶腹在前列腺底的后上方与来自两侧精囊的排泄管相融合，共同形成射精管。射精管随后穿越前列腺组织，最终开口于前列腺中部一个叫作精阜的位置。

　　4. 精囊　是一对长椭圆形的囊状器官，分别位于输精管壶腹的外侧，以及前列腺底的后上方和膀胱的后下方，并与输尿管下段相交。精囊的动脉血液供应来自膀胱下动脉的分支及痔上动脉、痔中动脉，而其静脉血则回流至膀胱前列腺静脉丛，并最终汇入髂内静脉。淋巴液则流入髂内淋巴结。

5.射精管 是由精囊的排泄管和输精管壶腹的末端合并而成，其开口位于精阜之上，是精液排出的重要通道（图1-7）。

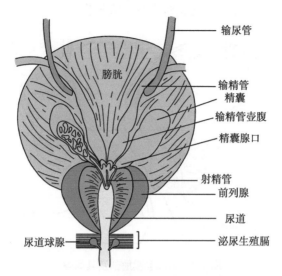

图 1-7 输精管及精囊和射精管

6.迪氏（Denonvilliers）筋膜 起源于腹膜，它向下延伸，环绕着精囊和前列腺。特别值得注意的是，迪氏筋膜的前层在尾侧与前列腺尖部的直肠尿道肌相融合。关于迪氏筋膜的形成，存在两种学说：一是"腹膜融合学说"，由 Cuneo 和 Veau 在 1899 年提出，他们认为迪氏筋膜是由胚胎期的腹膜不断融合而成；二是 Wesson 在 1922 年提出的"间充质浓集学说"，他主张迪氏筋膜是由胚胎期间充质在直肠周围浓集而成。然而，目前的研究表明，迪氏筋膜并非由明确的双层致密结缔组织构成，而主要是由交错融合的胶原纤维和弹性纤维组成（图1-8）。迪氏筋膜的前层紧密地覆盖在精囊和前列腺上，而后层则与直肠固有筋膜相邻。在迪氏筋膜的前方和后方，存在着疏松的结缔组织，为根治性前列腺切除术提供了操作间隙。位于迪氏筋膜前层与精囊、前列腺之间的空腔被称为迪氏筋膜前间隙，而位于迪氏筋膜后层与直肠固有筋膜之间的空腔则被称为迪氏筋膜后间隙。相较于前间隙，后间隙更为宽敞，易于分离，且可见到疏松的结缔脂肪组织。在进行根治性前列腺切除术时，若错误地进入后间隙，即进入了迪氏筋膜后层与直肠固有筋膜之间，可能会导致直肠损伤，进而引发直肠瘘。因此，手术过程中必须小心谨慎，避免对直肠造成损伤。

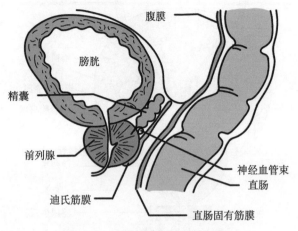

图1-8 迪氏筋膜解剖及其间隙

三、前列腺的血管、淋巴管

前列腺动脉的供血主要来源于髂内动脉的一个分支——膀胱下动脉。此外，膀胱上动脉、直肠下动脉、输精管动脉、直肠上动脉及闭孔动脉也可能为前列腺供血。这些动脉在进入前列腺后会分为两个主要的组别：包膜组和尿道组。特别值得注意的是，尿道组动脉在膀胱颈后唇的 5 点和 7 点位置穿入腺体，是前列腺增生部分的主要血液来源（图 1-9）。

前列腺静脉丛形成于前列腺底部，负责收集来自阴茎背深静脉的血液回流。这些静脉丛进一步与阴部静脉丛和膀胱静脉丛相连接，最终将血液汇入髂内静脉。这一复杂的静脉网络确保了血液的顺畅回流（图 1-10）。

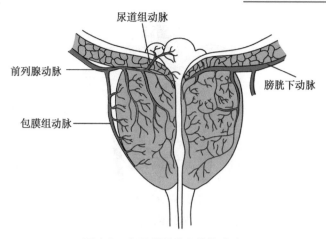

尿道组动脉

前列腺动脉

包膜组动脉

膀胱下动脉

图 1-9 支配前列腺血供的动脉

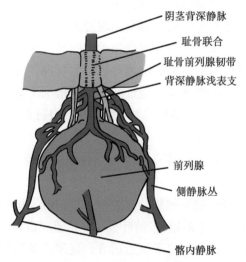

阴茎背深静脉

耻骨联合

耻骨前列腺韧带

背深静脉浅表支

前列腺

侧静脉丛

髂内静脉

图 1-10 前列腺静脉回流

　　前列腺淋巴引流主要通过以下 5 个途径进行：①膀胱下动脉内侧沿着髂内动脉延伸至髂内淋巴结。②膀胱下动脉内侧沿着髂内动脉到达骶前区的骶前淋巴结。③膀胱下动脉外侧到达闭孔淋巴结。④腺体前方沿膀胱下动脉引流至髂外淋巴结。⑤腺体前方至前列腺前脂肪垫淋巴结（图 1-11）。

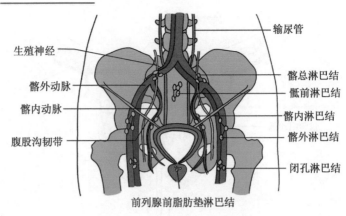

图 1-11　前列腺淋巴回流途径

　　前列腺癌细胞会利用这些淋巴引流途径进行扩散和转移。前列腺癌晚期，一些患者的淋巴结可能会出现肿大。根据患者的病情严重程度或影像学检查结果，医师可能会在手术中进行标准或扩大的淋巴结清扫。少数患者在术后可能会出现淋巴瘘的情况，表现为引流管中流出乳白色的液体，可做乳糜试验证实。这种情况不必担心，只需保持引流管通畅，并注意避免感染，淋巴管通常会自行愈合。

四、前列腺分区与 MRI 的关系

　　1912 年 Lowsley 把前列腺分成五叶，即前叶、中叶、后叶和两侧叶（五叶法目前临床不常用）。前叶很小，位于尿道前方，临床上没有重要意义；中叶呈楔形，位于尿道后方，是尿道前列腺部与射精管之间的组织；后叶位于射精管、中叶和两侧叶后方，是前列腺癌的好发部位；两侧叶：中叶的两侧为前列腺左右侧叶，中叶和侧叶是前列腺增生常发生的地方（图 1-12）。

　　在 1968 年，McNeal 提出了一种新的前列腺解剖分带方法，该方法包括外周带（peripheral zone，PZ）、中央带（central zone，CZ）、移行带（transition zone，TZ）和前纤维肌肉基质带（图 1-13）。中央带位于 2 个射精管与尿道内口至精阜之间的区域，占据了前列腺组织的约

25%。中央带被外周带所环绕，外周带占据了约 70% 的区域。在 MRI 的 T_2 加权像（T_2 weighted imaging，T_2WI）上，中央带呈现出均匀的低信号和低表观扩散系数（apparent diffusion coefficient，ADC），而外周带则显示出均匀的高信号。移行带位于精阜上方，围绕尿道周围组织，约占 5%。外周带位于前列腺的后下侧，环绕前列腺的后面和两侧，起始于前列腺底部后缘，延伸至前列腺膜尖部，这里是前列腺癌最常发生的区域。相对而言，移行带则是前列腺增生的好发部位，经常导致两侧叶增生。在 MRI 影像上，移行带呈现出均匀的低 T_2 信号。此外，尿道周围存在一些由纤维和平滑肌组织构成的腺体，被称为尿道周围腺体区，这些组织可能导致中叶增生，进而容易发生尿潴留。

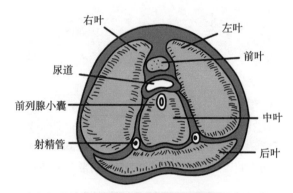

图 1-12　前列腺分叶简图

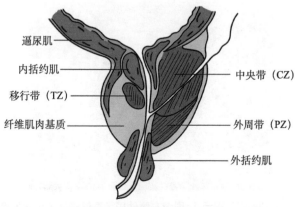

图 1-13　前列腺分带示意图

　　前列腺外周带是男性前列腺的主要组成部分，占据了腺体组织70%左右。这个区域可以细分为3个部分：后内区、后外区和前区，它们分别位于中线两侧的腺体底部、中部和尖部。在 MRI 中，正常的前列腺外周带展现出高 T_2 信号，这使得它可以轻易地与其他周围结构区分开来（图 1-13）。对于前列腺癌患者，其 MRI 的 T_2WI 图像通常会在显示高信号的外周带内出现低信号的病灶（图 1-14）；同时，在高 b 值的弥散加权成像（diffusion-weighted imaging，DWI）中，这些病灶会呈现为明显的高信号（图 1-15）；此外，在动脉期，这些病灶还会表现出轻度至明显的异常强化（图 1-16、图 1-17）。

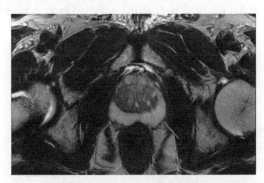

图 1-14　正常前列腺 MRI 显示外周带 T_2 高信号

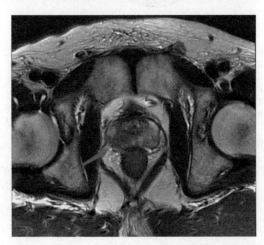

图 1-15　前列腺 MRI 提示 T_2 图像右侧外周带高信号区内出现低信号病灶

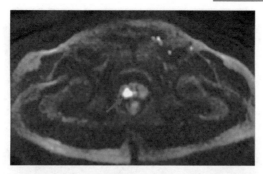

图 1-16　前列腺 MRI 提示高 b 值 DWI 上病灶为明显高信号

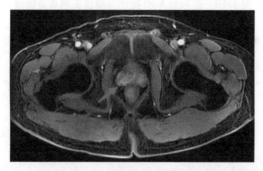

图 1-17　前列腺 MRI 动脉期提示病灶轻至中度异常强化

　　前列腺被膜，由纤维肌组织构成，是前列腺基质的一个固有部分，其厚度约 0.5mm，但它并非传统解剖学或组织学意义上的真正被膜。前列腺被膜几乎环绕整个前列腺，仅在前方与纤维肌肉基质带相融合。但在前列腺尖端的前部和外侧部，并没有前列腺被膜的存在，这里的前列腺基质与尿道括约肌的肌纤维相互交织。同样，在前列腺底部、膀胱颈及射精管穿入前列腺的部位，也缺失前列腺被膜。在影像学上，前列腺被膜表现为环绕前列腺的低 T_2 信号，并呈现出延迟但持久的强化特点（图 1-18）。

　　尿道前列腺部是前列腺解剖中的一个重要参照点。在精阜的中点位置，尿道前列腺部被分为近端尿道和远端尿道。尿道前列腺部的长度为 3cm。在 T_2WI 中，尿道前列腺部显示出高信号，它被相对较低信号强度的尿道肌和周围尿道组织所环绕（图 1-19）。

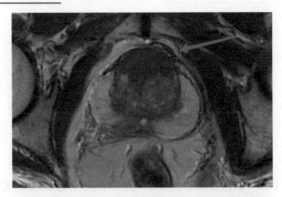

图 1-18　前列腺 MRI 提示肿瘤侵犯前列腺被膜

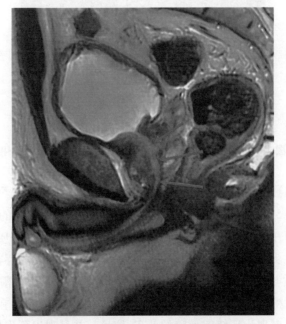

图 1-19　前列腺 MRI 提示尿道前列腺部

【专家点评】

　　前列腺作为男性生殖系统的重要器官，位于盆腔底部，对男性的生育功能和性功能具有重要作用。随着年龄的增长，前列腺通常会出现增大的情况。一般而言，若无明显症状，我们推荐持续观察。当出现症状并对日常生活产生影响时，可通过药物干预以改善症状。然而，一旦出现血尿、感染或尿潴留等较为严重的症状，便应考虑采取手术治疗。在选择手术方式时，应根据患者的具体身体状况做出合理决策。值得注意的是：即便在前列腺增生切除术后，定期的体检和血清前列腺特异性抗原（prostate specific antigen，PSA）水平的监测仍必不可少。前列腺增生手术仅仅是切除了增生的前列腺组织，并不能起到预防前列腺癌的作用。若在前列腺增生手术切除的组织中检测到癌细胞，这被称为前列腺偶发癌，通常属于早期前列腺癌。针对此类病症，可以选择主动监测或进行二次手术以彻底切除前列腺癌组织。重要的是要澄清一个误区，目前并无证据表明前列腺增生会导致前列腺癌的发生，二者之间不存在直接的因果关系。

　　　　　　　　　　　　　　　　　　　　　　　　（符伟军）

第2章　前列腺癌的概念

一、定义和病因

前列腺癌是男性泌尿生殖系统最常见的恶性肿瘤之一，起源于前列腺腺体组织。前列腺是男性特有的腺体，位于膀胱下方和直肠前方，腺体中心有男性尿道穿过，后方与精囊相邻（图2-1）。然而，前列腺癌的成因至今仍如同迷雾中的城堡，让人难以窥其全貌。但医学研究者们已从茫茫数据中捕捉到了几条线索：年龄、遗传、种族、炎症、饮食及环境等因素被认为与前列腺癌的发生相关。

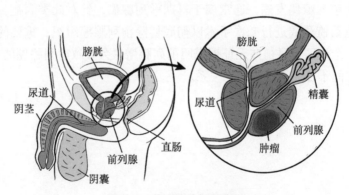

图 2-1　前列腺的解剖位置

二、流行病学

（一）前列腺癌的发病率和死亡率

1. 前列腺癌的发病率　根据世界卫生组织和国际癌症研究机构的官方最新统计，前列腺癌是男性泌尿系统最常见的恶性肿瘤之一，约占所有肿瘤的14.2%，其发病率居男性恶性肿瘤第二位（图2-2）。2022

年美国新发前列腺癌患者 26.8 万人，占所有男性恶性肿瘤的 27%。新增死亡例数 3.4 万，仅次于肺癌。前列腺癌发病率具有显著的地区差异，地区间差异最高达 30 倍。

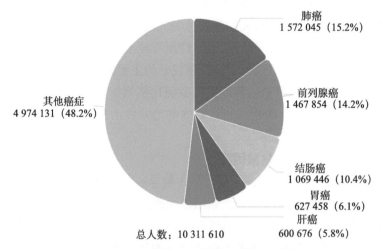

图 2-2　全球范围内前列腺癌的发病率

我国前列腺癌的发病率远低于欧美国家。随着人口老龄化、人民生活水平的提高及前列腺癌筛查的普及，近十年来，我国前列腺癌的发病率呈现显著上升的趋势，位居中国男性所有恶性肿瘤发病率的第六位。2022 年中国新发前列腺癌 13.42 万人，且中国新发病例中 60%～70% 为高危或转移性前列腺癌。值得注意的是，我国前列腺癌发病率存在较大的城乡差异，大城市的前列腺癌发病率更高。

（1）年龄：前列腺癌主要发生于年龄较大的男性，65 岁以上前列腺癌患者约占 60%，而 50 岁以下者罕见，仅占 2%。随着年龄的增长，前列腺癌的发病率也逐渐增加。但是随着血清 PSA 筛查的普及，前列腺癌患者呈现年轻化趋势。

（2）种族差异：前列腺癌的发病率具有明显种族差异。非洲裔男性患前列腺癌的风险较高，发病率目前为世界第一，而亚洲裔男性的风险相对较低，白种人男性的发病率介于两者之间。居住在美国的亚裔后代的前列腺癌发病率虽然低于美国白种人，但是高于具有相似背景的亚洲人。

2. 前列腺癌的死亡率 居所有世界男性恶性肿瘤的第五位。据世界卫生组织统计，2022 年全球因前列腺癌死亡的人数为 39.7 万例，较 2013 年增加 1.4 倍。预计到 2030 年将达 49.9 万例。各国各地区之间的前列腺癌死亡率差异较大，最高达 18 倍。2022 年我国前列腺癌的死亡病例约为 4.75 万例，位居中国男性所有癌症死亡人数的第七位。在此认为，中国对前列腺癌死亡率控制较好的主要原因有以下 3 个方面：①血清 PSA 筛查导致早期诊断前列腺癌比例增加，从而增加患者获得治愈性治疗的机会；②出现更多有效的治愈性治疗措施；③公众预防前列腺癌的意识提高。

（二）前列腺癌的危险因素

1. 家族遗传性 流行病学和分子生物学研究发现，前列腺癌家族史与前列腺癌发病率增加相关，表明前列腺癌具有遗传倾向。家族中前列腺癌患者越多，血缘关系越紧密，其发病年龄越早，本人罹患前列腺癌的相对风险越高。如果一级亲属（如父亲或兄弟）中有一人患有前列腺癌，个体患病的风险会增加。如果一级亲属中有两人或两人以上患有前列腺癌，个体患病的风险更高。除了家族史，一些特定的遗传突变也与前列腺癌的发生相关。例如，*HOXB13* 和 *BRCA1/2* 等基因的生殖系突变与前列腺癌的发生有一定关联。

2. 炎症与感染 已知约 16% 的癌症是由感染引起的。慢性炎症诱导细胞过度增生，影响结肠癌、食管癌和肝癌的发生发展。越来越多的证据表明，炎症也可能是前列腺癌的一个病因，慢性前列腺炎等炎症性疾病可能增加罹患前列腺癌的风险。

3. 其他因素

（1）性活动 / 性传播疾病：研究发现，每月射精频率大于 21 次与每月 4 ～ 7 次相比，射精次数多会导致患前列腺癌的风险降低 20%。但性活动也可能增加患前列腺癌的风险，2002 年的一项分析显示，既往患性传播疾病（尤其是梅毒）、性生活频繁、性伙伴多者罹患前列腺癌的风险增加，但此结论仍有争议。

（2）高脂饮食：一些研究发现，摄入高脂饮食可能增加罹患前列腺癌的风险。高脂饮食包括高脂肪、高胆固醇和高红肉摄入。

（3）肥胖：研究证实，男性肥胖增加罹患前列腺癌的风险。除此之外，越来越多的证据也表明肥胖与前列腺癌进展和前列腺癌特异性死亡相关。

（4）吸烟：虽然这种关联的确切机制尚未完全明晰，但是吸烟被认为是前列腺癌的潜在危险因素。吸烟可能通过多种途径增加罹患前列腺癌的风险，包括烟草中的致癌物质导致 DNA 损伤，以及烟草烟雾中的化学物质对前列腺细胞的直接毒性作用。一些流行病学研究发现，与非吸烟者相比，长期吸烟者的前列腺癌发病率和死亡率较高。此外，吸烟可能与前列腺癌的进展和不良预后相关。

（5）环境因素：一些环境因素也可能与前列腺癌的发生有关，如接触某些化学物质、放射线暴露等。

总的来说，前列腺癌的流行病学特征受到诸多因素的影响。了解这些特征有助于更好地认识前列腺癌的危险因素，从而采取相应的预防和筛查措施。

三、症　　状

前列腺癌在早期可能没有明显症状，但随着病情进展，患者可能出现一系列尿路症状和其他体征。最初，患者可能经历尿频和尿急，尤其是夜间频繁起夜。随着病情发展，排尿困难开始显现，表现为尿流变细或尿流不畅。在某些情况下，患者可能观察到尿液中带有血迹，表明癌症可能已经影响到尿道或前列腺周围的血管，而尿道烧灼感或尿痛则提示尿道受到刺激或感染。除此之外，前列腺癌可能引起会阴部，即肛门与生殖器之间区域的不适或疼痛。

除了尿路症状，前列腺癌还可能导致性功能障碍，如勃起功能障碍，这是由于癌症影响了附近的神经和血管。在晚期前列腺癌中，骨痛是常见的症状，尤其是当癌症转移到骨骼时。骨痛通常首先出现在背部和骨盆区域，呈现为持续性疼痛，且这种疼痛往往会随着时间的推移而逐渐加剧。

四、分期和预后

（一）分期

前列腺癌根据肿瘤的大小、侵犯范围和是否转移进行分期，常用的前列腺癌分期系统是美国癌症协会的 TNM 分期系统。这个系统里，T（tumor）代表原发肿瘤的"体型"和"地盘"，N（node）是代表区域淋巴结有没有被"侵占"，M（metastasis）则是代表肿瘤有没有"远行"，跑到身体其他部位去。

采用肿瘤分级系统对患者前列腺癌的诊断、治疗规划和预后评估具有重要意义。它通过详细描述肿瘤的大小、局部扩散范围、邻近组织的侵犯情况、淋巴结的受累情况及是否有远处转移，为医师决策提供了关键信息，对前列腺癌患者选择最合适的治疗方案至关重要。此外，TNM 分期还关系到预后评估，不同阶段的前列腺癌患者的生存率和复发率不同。因此，TNM 分期是制订个体化治疗计划和评估疗效的重要依据。

（二）预后

预后是指前列腺癌患者在治疗后的生存和康复情况。前列腺癌的预后受多种因素影响，包括年龄、分期、肿瘤的生物学特征、治疗方法和患者的整体健康状况等。

一般来说，早期诊断的前列腺癌患者有较高的治愈率和生存率，预后较好；而晚期诊断的前列腺癌患者，则面临较高的复发和转移风险，预后较差。

治疗方法也会影响前列腺癌的预后。常见的治疗方法包括手术切除、放射治疗、化学治疗和内分泌治疗等。根据患者的具体情况，医师会选择最合适的治疗方案。

（王　政）

【专家点评】

　　前列腺癌是一种缓慢生长的肿瘤，在我国的发病率逐年增高。前列腺癌的病因尚不明确，年龄、遗传和种族因素等被认为是患病的危险因素。前列腺癌早期通常没有明显症状，但随着病情发展，部分患者可能出现尿频、尿急、尿痛等症状，晚期如发生骨转移将出现骨痛症状。前列腺癌基于肿瘤的大小、侵犯范围和是否转移进行分期，是临床中指导治疗和评估预后的重要指标。对于中老年男性，定期进行前列腺健康检查对早期发现疾病至关重要。

第 3 章 饮食和营养及遗传对前列腺癌发病率的影响

前列腺癌是男性泌尿生殖系统中最常见的恶性肿瘤之一。世界卫生组织 2020 年统计，在世界范围内，前列腺癌的发病率在所有男性恶性肿瘤中位居第二，仅次于肺癌。前列腺癌的发病率具有显著的地域和种族差异，发达国家的发病率是发展中国家的 3 倍，仿佛在诉说着生活方式的差异与健康的微妙联系。在北美地区，前列腺癌的发病率居男性恶性肿瘤首位，死亡率位居男性恶性肿瘤的第二位。目光转向亚洲，前列腺癌的阴霾似乎并未如此浓重，亚洲前列腺癌的发病率和死亡率远低于欧美国家，但近年来呈明显上升趋势，且增长速度比欧美发达国家更为迅速。中国是前列腺癌发病率及死亡率较低的国家之一，但近些年来增长趋势也较为显著。中国前列腺癌年龄标准化的总发病率已超过肾肿瘤和膀胱肿瘤，位居男性泌尿生殖系统肿瘤第一位。

一、遗传因素对前列腺癌的影响

在过去的几十年中，医学领域高速发展，一串串璀璨的发现犹如星辰般点缀夜空，其中最为耀眼的莫过于——人体生长的绝大多数肿瘤，竟都悄然携带着遗传的密码。越来越多的研究已经证实，人体生长的绝大多数肿瘤，均有一定的遗传倾向，而多数肿瘤的发生和发展与人的饮食、营养状况和生活习惯息息相关。遗传因素和人们生活的差异可能是导致肿瘤出现种族和地域差异的原因（图 3-1）。

遗传因素几乎是所有恶性肿瘤的危险因素，但是在常见的恶性肿瘤中，遗传因素对前列腺癌的影响最大。家族内如果有人患有前列腺癌，那么后代患前列腺癌的概率将显著增加。有前列腺癌家族史的人罹患前列腺癌的概率相比无家族史高 2～4 倍。由于家族内部不仅具有一脉相承的遗传基因，还具有相似的生活环境，包括生活习惯、饮食和营养状况等，所以，前列腺癌家族史包含遗传因素和环境因素两个方面。研究表明，遗传因素是影响前列腺癌发生发展的主要危险因素，而环境因素则影响较小。

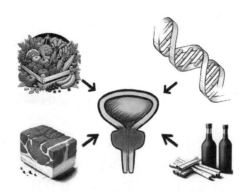

图 3-1　前列腺癌的影响因素

国内 4 家顶尖医学中心对国人前列腺癌遗传突变特征进行分析，发现 8.49% 的中国前列腺癌患者发生了相关致病基因突变。DNA 损伤修复基因（*BRCA1/2*、*ATM*、*CHEK2*、*PALB2*）和错配修复基因（*MLH1*、*MSH2*、*MSH6* 和 *PMS2*）的胚系突变是导致前列腺癌发生最主要的基因突变，例如，*BRCA1* 和 *BRCA2* 基因突变可增加约 3.8 倍和 8.6 倍的前列腺癌患病风险。上述易感基因的胚系突变不仅与前列腺癌发病风险升高相关，还使前列腺癌具有发病年龄早、家族聚集性、侵袭性强、预后差等临床特点。因此，对于具有明确相关家族史，已知家族成员携带致病基因突变，病理类型为导管腺癌或导管内癌的前列腺癌患者，高危或极高危，以及局部进展和转移性前列腺癌患者，推荐其进行前列腺癌遗传相关基因检测（*BRCA2*、*BRCA1*、*ATM*、*PALB2*、*CHEK2*、*MLH1*、*MSH2*、*MSH6*、*PMS2*、*HOXB13*）。

前列腺癌的遗传变异位点无法通过现有的医疗干预治疗，所以，具有前列腺癌家族遗传病史的人群应该遵从医嘱定期检查，以达到早发现、早诊断、早治疗的目的。

前列腺癌遗传相关基因检测的推荐人群：
- 具有明确相关家族史：家族内部特别是直系亲属罹患前列腺癌
- 已知家族成员携带前列腺癌相关致病基因
- 不良病理类型的前列腺癌患者：包括前列腺导管腺癌和导管内癌
- 高危或极高危的前列腺癌患者
- 局部进展或转移性前列腺癌患者

* 危险分层及是否进展和转移根据 PSA、Gleason 分级、TNM 分期等确定。

二、饮食和营养对前列腺癌的影响

尽管前列腺癌具有非常强的遗传倾向，但并不代表具有前列腺癌家族史的人必定会罹患前列腺癌，前列腺癌的遗传易感性并不是罹患前列腺癌的决定性因素。最新的研究表明，保持健康的生活方式或可抵消前列腺癌的遗传易感性，降低前列腺癌的遗传风险。例如，确保饮食的营养均衡、定期锻炼以维持健康的体重等。

研究表明，饮食与癌症之间存在密切的联系，例如腌制、熏制食物与食管癌、胃癌、结肠癌等密切相关，饮酒与肝癌和结肠癌密切相关等。近年来，部分医院和研究机构致力研究饮食和营养在前列腺癌中的作用。饮食和营养对人体健康至关重要，目前主流的观点认为，任何维持心脏健康的饮食和营养方式对预防前列腺癌均有益处，包括均衡且多样化的饮食，限制糖、淀粉等热量摄入，控制血脂和胆固醇等。研究发现，腰围与患癌症和其他疾病的风险成正比，即腰围越大，患有癌症和其他疾病的风险越高。因此，保持健康，减少疾病最简单的方法就是保持标准的体重。

（一）高脂饮食

高脂饮食是前列腺癌的危险因素，它不仅会导致血脂异常，还会让人肥胖。欧美国家以高脂肪饮食为特点，前列腺癌的发病率远高于中国等东亚国家。当低脂饮食国家的男性移民到高脂饮食的国家时，其患前列腺癌的风险就会增加，甚至在数十年内患癌风险增加到与本

第3章 饮食和营养及遗传对前列腺癌发病率的影响

土居民一致。脂肪摄入量越多，前列腺癌的发病率就越高，饮食中饱和脂肪的摄入量超过40%，将大大增加前列腺癌的发生概率。我国前列腺癌发病率较低，近年来随着人民生活水平的提高，饮食逐渐偏向于欧美化，前列腺癌的发病率呈增长趋势，且增长速度越来越快。2015～2020年，中国前列腺癌新发病例增长60%，死亡病例增长89%，前列腺癌已是我国新发病例和死亡病例增长最快的肿瘤之一。

雄激素是男性体内最重要的激素之一，其促进前列腺的生长和发育，维持男性的性功能，但是雄激素也能导致前列腺疾病的发生。高脂饮食能促进前列腺癌发生的原因可能与男性雄激素有关。摄入膳食脂肪，特别是动物的饱和脂肪可以使体内雄激素的合成增加。高脂饮食导致前列腺癌的另一种原因可能与激活体内相关信号通路有关，信号通路是调节人体正常功能的微观途径。摄入的脂肪可能通过信号通路解开前列腺细胞分裂繁殖的限制，导致细胞无限增殖，增加遗传变异的机会，从而形成前列腺癌。

（二）蔬菜和水果

新鲜的蔬菜和水果中富含维生素、矿物质和膳食纤维，以及对人体有益的抗氧化成分，饮食中增加新鲜蔬菜和水果的摄入可降低前列腺癌的发生风险。氧气可为人体分解有机物提供能量，是维持正常机体功能不可缺少的物质，然而部分科学家认为，人体的衰老和包括癌症在内的多数疾病，可能是器官或组织利用氧气后产生的"氧自由基"对人体各个部位造成氧化损伤的结果。而抗氧化剂可中和"氧自由基"并减少细胞的氧化损伤，从而降低疾病发病率和延缓衰老。所以，多进食新鲜水果、蔬菜这些富含抗氧化剂的食物，可以降低疾病发生的风险。通过蔬菜和水果的颜色可以简单判断其抗氧化剂的含量，通常情况下富含抗氧化剂的蔬菜水果颜色更加鲜艳。

番茄可以降低前列腺癌的风险，番茄中含有番茄红素，番茄红素是一种天然色素，在自然界中分布广泛，主要存在于植物中，如番茄、西瓜、胡萝卜、木瓜等。番茄红素可以通过降低炎性因子（白介素、肿瘤坏死因子等），抑制炎症反应，进而抑制前列腺癌细胞的增殖、生存和转移，促进癌细胞凋亡。日常膳食中增加番茄红素的摄入，能够降低罹患前列腺癌的风险。而番茄中番茄红素的含量最为丰富，且番茄越成熟，番茄红素含量越高，因此，多食成熟番茄可降低前列腺癌的发病风险。

（三）豆制品和茶叶

大豆含有多种活性成分，包括异黄酮、皂苷、低聚糖等。许多研究表明，食用大豆或大豆的活性成分可以降低癌症的发病率，其中就包含前列腺癌。大豆中的异黄酮可以通过多种机制对前列腺癌产生抑制作用，如抑制前列腺癌细胞的生长增殖，诱导前列腺癌细胞凋亡，抑制前列腺癌细胞转移及血管生成，抗氧化损伤和促进DNA的修复等。食用大豆制品如豆腐和豆浆等也可抑制前列腺癌的发生和发展，降低前列腺癌的发病率。

茶叶特别是绿茶中富含茶多酚，而茶多酚可对包括前列腺癌、肝癌、乳腺癌、卵巢癌在内的多种癌症产生抑制作用。对于前列腺癌，茶多酚可以通过抑制血管生成因子而抑制肿瘤内部血管生成，通过抑制相关细胞因子，抑制前列腺癌细胞的生长和转移。

（四）吸烟和饮酒

吸烟不仅是肺癌的危险因素，还是其他多数癌症的危险因素。烟草内含有尼古丁在内的数十种致癌物质，烟草烟雾吸入肺部，随血液循环遍布全身，对各个器官产生消极影响，因此，预防前列腺癌，维持身体健康，应该严格戒烟。

饮酒对前列腺癌的影响具有争议。葡萄酒可能是前列腺癌的保护因素，然而这种保护因素可能是由于葡萄中含有抗氧化剂，通过中和人体内部的"氧自由基"而减少细胞损伤，抑制癌症发生。部分学者认为酒精可以影响体内性激素的水平，减少血液中的雄激素而增加雌激素，从而对前列腺产生保护作用，抑制前列腺癌的发生。然而，另有部分学者认为，酒精在体内的代谢过程中，产生乙醛等明确已知的致癌物质。长期饮酒更有可能改变酒精的代谢过程，产生"氧自由基"等物质导致细胞损伤，这些因素均可促进前列腺癌的发生。关于饮酒对前列腺癌的影响尚没有准确定论，但是饮酒可能会导致心脑血管疾病、肝脏疾病等，所以，推荐限制酒精的摄入。

（五）膳食补充剂

膳食补充剂是市面上常见的促进人体营养均衡的药物，然而其无法彻底替代新鲜蔬菜水果的作用。膳食补充剂中的营养元素可能并不是人体最佳的吸收形式。市面上的膳食补充剂良莠不齐，多数药店将其当作保健品宣传，但人们也应该在医师的指导下选择正规厂家生产的合格产品，以免错用或误用导致不良后果。例如，过量补钙可能导致泌尿系结石；过量补充维生素可能导致神经、消化、泌尿、运动等各个系统发生问题。甚至有研究表明，摄入过多的维生素 A 和钙可能会增加发生前列腺癌的风险，因此，要谨慎食用膳食补充剂。

均衡饮食比膳食补充剂更加有益，膳食补充剂仅能在健康饮食的基础上，对某些人体必需的营养元素进行补充，而无法进行替代，它们适用于特定的人群或特定的生长发育阶段。例如，对处于生长迅速发育阶段的青少年补充钙和维生素 D，促进骨质的生长和成熟；对妊娠的妇女补充铁和叶酸等，促进胎儿的生长发育；为中老年人补钙，预防骨质疏松等。老年男性作为前列腺癌的高发人群，应该优先通过健康均衡的饮食补充营养元素，而不是依赖于膳食补充剂，这对于预防前列腺癌，抵消前列腺癌的遗传易感性至关重要。

> **预防前列腺癌的饮食建议：**
> - 推荐食用：新鲜蔬菜和水果（苹果、番茄、胡萝卜、大蒜、西瓜、木瓜、草莓、葡萄、柑橘、蓝莓）、大豆（豆腐、豆浆等制品）、橄榄油、绿茶等
> - 适量食用：红肉（加工肉类）、乳制品、坚果
> - 减量食用：糖、脂肪（肥肉、动物油、奶油、甜品）
> - 必要时食用：膳食补充剂
> - 不推荐食用：腌制和熏制食物（咸菜、腊肉）、酒、烟草

癌症的发生是多种因素共同作用的结果，除了遗传因素和饮食营养因素外，前列腺癌的发生还与年龄、雄激素的水平和局部炎症相关，这些因素在前列腺癌的发生、发展中的作用更加重要。因此，必须注意，

不能仅通过健康饮食来预防前列腺癌的发生，而是将健康饮食作为预防前列腺癌发生的辅助方式。远离疾病，维持身体健康的方式是综合多样的，均衡且多样化的饮食习惯是保证身体健康，远离疾病最基础的方式。

（毕凯鹏）

【专家点评】

遗传和饮食营养均是前列腺癌的影响因素。遗传因素对前列腺癌影响较大，但无法在基因层面改变个体的遗传易感性，所以应该对具有前列腺癌家族史的特殊人群进行基因检测，遵从医嘱定期体检。不同食物对前列腺癌的影响不同，且部分尚存争议。正确的饮食原则是在保证均衡和多样化饮食的前提下，适当增加新鲜蔬菜水果、大豆等降低前列腺癌风险的食物摄入量，戒烟戒酒，按需服用膳食补充剂，保持良好的生活方式。

第4章 每年需要筛查前列腺癌吗

前列腺癌，潜伏在男性泌尿生殖系统中的"隐形杀手"，在全球男性恶性肿瘤的发病率与死亡率榜单上，分别稳坐第二和第五把交椅。在中国，它虽稍显低调，却也位列男性恶性肿瘤发病率的第六，死亡率第七。随着我国步入老龄化社会的步伐加快，前列腺癌的发病率如同悄然攀升的潮水，逐年上升，给患者带来的疾病负担日益沉重，成为我国卫生安全领域的一项重要挑战。这位"隐形杀手"的行事风格颇为隐秘，症状隐匿，病情进展缓慢，常在不声不响中侵蚀健康，因此，我国前列腺癌的初诊患者多以中晚期肿瘤为主，给治疗与预后带来了不小的难度。治疗的效果与患者的预后，与其病情的分期紧密相连，犹如一场与时间赛跑的较量。因此，对高风险人群开展科学合理的前列腺癌筛查，力争实现早期诊断，就如同在这场较量中抢占了先机，是改善患者预后、提升患者生活质量至关重要的一步。

一、前列腺癌的筛查方法

前列腺癌早期阶段通常没有明显的症状，直到前列腺癌发展到一定阶段，出现严重症状后才会引起患者重视。但此阶段前列腺癌已经发展到晚期，患者的预后通常不理想。而前列腺癌早期筛查可以通过检测血清PSA水平和进行直肠指检等检查手段来评估前列腺癌的风险，帮助发现无症状的前列腺癌病例，从而在疾病早期对患者进行治疗（图4-1）。

直肠指检是一种简单且非侵入性的前列腺癌筛查方法，医师通过在患者直肠内进行手指触诊，以检测前列腺和直肠是否存在异常，从而对患者的前列腺一般情况进行评估。直肠指检可以发现一些肿瘤体

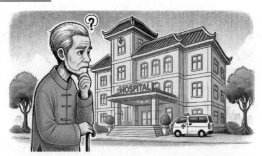

图 4-1 每年需要去医院进行前列腺癌筛查吗

积较大或肿瘤位置较浅的前列腺癌病例，对于指导后续诊断和治疗决策很有价值。

然而，直肠指检也存在一些局限性。首先，直肠指检对于较小的前列腺肿瘤或远离直肠壁的前列腺肿瘤检测能力较弱。其次，直肠指检是一种受医师个人技术经验和主观性影响较大的检查方法，容易造成漏诊或误诊。此外，部分患者可能对直肠指检感到尴尬或不适而拒绝接受。

血清 PSA 检测是一种通过检测血液中的 PSA 水平来筛查前列腺癌的方法。PSA 是一种由前列腺细胞分泌的蛋白质，发生前列腺癌时其浓度会明显升高，临床工作中通常将血清 PSA < 4ng/ml 视为正常。通过血清 PSA 检测，可以发现早期前列腺癌病例，尤其是直肠指检无异常的患者。此外，对于前列腺癌高危人群，定期的血清 PSA 检测也有助于早期诊断。与一次筛查相比，连续 PSA 检测可增加临床上局限性前列腺癌和中分化、高分化前列腺癌的检出率。

然而，血清 PSA 检测也存在一些问题。首先，PSA 水平的升高并不一定意味着存在前列腺癌，也可能是其他前列腺疾病，如良性前列腺增生、急性尿潴留等。而前列腺活检、膀胱镜检、直肠指检、射精、经尿道手术也可能导致 PSA 在短时间内升高。其次，PSA 的敏感性和特异性均不是十分理想，可能会导致假阳性或假阴性结果。此外，对 PSA 正常范围内的患者是否需要进行进一步检查和诊断还存在争议。有研究结果显示，PSA 临界值为 4ng/ml 对前列腺癌的总体敏感度为 21%、特异度为 91%，对高级别癌症的敏感度为 51%。降低 PSA 临界值可在一定程度上改善敏感性，但是也会降低特异性，导致过度诊断；增加 PSA 临界值可增加前列腺癌的阳性预测值，但会减少局限性前列腺癌的检出率。

综上所述，直肠指检和血清 PSA 检测是目前常用的前列腺癌筛查方法。直肠指检适用于前列腺癌初筛和早期病例的检测，但其操作者的技术经验和主观性可能影响诊断结果。与直肠指检筛查前列腺癌相比，血清 PSA 检测是一种相对敏感性较高的筛查方法，可以发现一些直肠指检发现不了的早期前列腺癌病例，但 PSA 上升也可能是由其他前列腺疾病引起的，如前列腺炎等。未来需要进一步完善和改进前列腺癌筛查方法，提高其诊断的准确性。

二、个体因素与前列腺癌筛查的关系

个体风险评估对预防和早期发现疾病至关重要。在前列腺癌这种常见的男性恶性肿瘤中，个体风险评估也被广泛应用。年龄、家族病史和种族等因素影响罹患前列腺癌的风险。

首先，年龄是前列腺癌风险评估的一个重要因素。随着年龄的增长，患前列腺癌的风险也逐渐增加。根据统计数据，50 岁以上的男性患前列腺癌的风险明显高于 50 岁以下。因此，对于这个年龄段的患者来说，早期的个体风险评估尤为重要，可以帮助他们更好地了解自己的风险水平，采取相应的预防措施。

其次，家族病史也是前列腺癌风险评估的关键因素之一。研究表明，如果一个男性的父亲或兄弟患有前列腺癌，那么他的患病风险会显著增加。因此，对有家族病史的人来说，个体风险评估更加重要。这些人可以通过遗传咨询和遗传测试来了解自己的风险水平，并采取相应的预防策略，如常规体检和定期进行血清 PSA 检测。

最后，种族也是一个重要的因素。研究显示，非洲裔男性患前列腺癌的风险明显高于其他种族的男性。相对而言，亚洲裔和拉丁裔男性的前列腺癌患病率则较低。这些发现强调了种族差异在前列腺癌风险中的重要作用。

三、前列腺癌筛查的专家建议

前列腺癌筛查可以尽早发现和治疗该疾病，从而提高患者的生存质量。然而，不同组织和专家对前列腺癌筛查的指南和建议存在一定的差异。

世界卫生组织认为，筛查应基于中高风险群体的年龄和家族病史，并通过血清 PSA 检测和直肠指检及超声检查等进行，并建议每个国家应根据其特定情况和资源水平制订前列腺癌筛查政策。

美国癌症协会建议，对于预期寿命 ≥ 10 年的无症状男性，应在充分知晓筛查获益和风险后与医师共同决策；对于年龄在 50 岁以上且具有平均风险（高风险人群以外的所有男性）的男性，应与医师讨论前列腺癌筛查的利弊；对于高风险人群（年龄 ≥ 60 岁；年龄 ≥ 45 岁且有前列腺癌家族史；携带 *BRCA2* 基因突变且年龄 ≥ 40 岁），建议在 40 ～ 45 岁进行首次筛查；对于 75 岁以上的男性，不建议进行常规筛查。

欧洲泌尿外科学会提出了更具体的指南，建议对于 50 ～ 69 岁的男性进行前列腺癌筛查；对于低风险人群，每 2 ～ 4 年进行一次血清 PSA 检查；对于高风险人群，建议每 1 ～ 2 年进行一次筛查。

中国抗癌协会泌尿男生殖系统肿瘤专业委员会建议：对于 > 50 岁；> 45 岁且有前列腺家族史；> 40 岁且 PSA > 1ng/ml；> 40 岁且携带 *BRCA2* 基因突变；预期寿命 10 年以上的患者，建议每 2 年进行一次血清 PSA 检测。同时建议：① PSA 检测水平 < 1ng/ml 的 60 岁及以上男性停止检测。②年龄 ≥ 75 岁的男性结合个人健康状况选择是否停止筛查。③预期寿命 < 10 年者停止筛查。

此外，加拿大、澳大利亚和英国等国家的专家组织也制定了类似的指南，建议对中高风险男性进行前列腺癌筛查。患者在进行前列腺癌筛查之前，应与医师进行充分的沟通和讨论，以了解其个人风险和筛查的利弊，并共同决定是否进行筛查。

四、前列腺癌筛查的医患共同决策模式

前列腺癌筛查对于前列腺癌的早期诊断及治疗和预后至关重要，对于是否进行前列腺癌筛查，医师应当鼓励患者与其共同决定，并强调患者需充分了解与之相关的信息，以便做出明智的决定。

首先，医师应该为患者提供充分的信息，包括前列腺癌的风险因素、筛查方法和治疗选择等，让患者了解到前列腺癌筛查并不是无条件推荐的，而是基于个体患者的风险与益处相平衡的决策。告知患者早期诊断可以提高治疗成功率，但也要告知患者可能存在的风险，如假阳性和假阴性结果和过度诊断等。

其次，医师应该尊重患者的意愿，并参与到决策中来。了解患者的价值观、个体健康状况和预期寿命等因素，有助于医师与患者共同制订合适的筛查计划。医师应当根据患者的状况和需求，共同决定筛查的频率和方法，并对筛查结果进行解释和分析。

最后，医师应该为患者提供相关的教育资源和决策支持工具，以帮助他们更好地理解与前列腺癌筛查相关的信息，这些工具可以是书籍、宣传册、视频、网站等，能够帮助患者深入了解与前列腺癌筛查相关的利弊，从而做出明智的决策。此外，医师还可以提供患者受益于筛查的案例分析，以帮助他们更好地预估个体益处和风险。

无论是何种共同决策模式，其目的都在于保证患者的知情权和决策权，同时提高前列腺癌筛查的效益。

五、前列腺癌筛查的相关研究进展

前列腺癌是男性最常见的恶性肿瘤之一，为提高前列腺癌的筛查准确性和可行性，研究人员开展了许多与之相关的研究领域，包括血液标志物、遗传检测和影像学技术的发展。

除了血清 PSA 浓度可用于前列腺癌的筛查外，临床中还可能用到 PSA 密度、PSA 速率、血清结合 PSA 和游离 PSA 等指标。此外，研

究人员还在努力寻找更准确的血液标志物，如具有组织特异性的前列腺抗原3（PCA3）、人脑神经胶质瘤基因（*GLIPR1*）、小胶质糖蛋白KLK2等。

遗传检测是通过分析个体基因组中的特定变异（如单核苷酸多态性）或突变来评估其患病风险或疾病预后的方法。近年来，随着高通量测序技术的发展，研究人员已经鉴定出一些前列腺癌的遗传风险因子，如 *HOXB13*、*MSMB*、*PCAP*、*BRCA* 等基因，这些基因突变可以用于预测前列腺癌的发生和进展风险，并为个体提供个性化的筛查策略和治疗方案。

影像学技术在前列腺癌筛查中也发挥着重要的作用。常用的影像学技术包括超声、CT、MRI 和正电子发射断层扫描（PET-CT），这些技术可以帮助医师观察前列腺的形态特征和异常信号，从而提供诊断和筛查的参考依据。随着影像学技术的不断发展，前列腺癌的筛查准确性和可行性正在不断提高。

血液标志物、遗传检测和影像学技术的发展为前列腺癌的筛查提供了新的方向和方法。将这些技术和方法结合，可以进一步提高前列腺癌筛查的准确性和可行性，为患者提供更准确的诊断和治疗方案，有望减少前列腺癌的发病率和死亡率。然而，这些研究仍然处于不断发展和完善的阶段，还需要更多的研究和临床验证，以使其在临床应用中真正发挥作用。

（朱友亮）

【专家点评】

本章内容详尽介绍了前列腺癌的筛查方法、个体风险因素、专家建议、医患共同决策模式及相关研究进展。目前，直肠指检和血清PSA 检测是常用的筛查手段，但均存在局限性。因此，我们需要结合个体风险评估，如年龄、家族病史、种族等因素，制订个性化的筛查策略。同时，新的研究进展，如血液标志物、遗传检测和影像学技术的发展，为前列腺癌筛查提供了新的方向。然而，这些新技术仍有待进一步验证与完善。综上所述，前列腺癌筛查需要综合考虑多种方法，并根据个体风险进行调整，以实现早期诊断，改善患者预后，提高生活质量。

第5章 前列腺增生会导致前列腺癌吗（前列腺偶发癌）

一、前列腺偶发癌发病基础及发病率

随着年龄的增长，男性朋友们不得不面对一个现实：前列腺增生和前列腺癌的发病率悄然攀升，如同不请自来的岁月的痕迹（图5-1）。前列腺增生虽是一种良性的疾病，但随着病情的加重，往往会产生一系列下尿路症状——尿频、尿急、尿不尽、排尿困难，连夜晚也不得安宁，夜尿频频，生活质量大打折扣。好在现代医学并非束手无策，手术治疗成为治疗前列腺增生的利剑。经尿道前列腺电切术、经尿道激光剜除术、经尿道激光汽化术……这些高精尖的手术方式，犹如精准的魔法，利用能量设备的神奇力量，或切除，或剜除，或汽化增生的前列腺组织，让尿道重新恢复畅通，让患者的生活再次回归宁静与舒适。

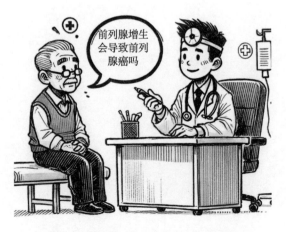

图5-1 前列腺增生会导致前列腺癌吗

　　在临床实践中，切除的前列腺组织需要送至病理科进行详细的病理学分析。在此过程中，有时会发现前列腺癌的存在。但是，这并不意味着前列腺增生直接导致了前列腺癌的发生。目前，尚无确凿的证据表明前列腺增生与前列腺癌之间存在直接的因果关系。为了更好地理解这一现象，我们需要深入了解前列腺增生的诊疗过程。当患者出现严重的下尿路症状并感到难以忍受时，医师会根据其病情进行相应的辅助检查。这些检查主要是评估尿路梗阻的程度，如通过尿流率和残余尿量测定，还会利用前列腺超声等手段筛查前列腺癌的风险。然而，所有术前的辅助检查在诊断前列腺癌时都存在一定的假阴性率，即这些检查可能无法检测出所有的前列腺癌病例。特别是对于那些早期肿瘤或前列腺体积较小的癌症，假阴性的可能性更高。这也是为什么在前列腺增生手术后，一些病理报告会指出存在前列腺癌的原因。如果在术前通过血清 PSA 检测、直肠指检及影像学检查均未发现明显癌变迹象，但在经尿道前列腺切除手术后，前列腺组织标本中意外发现前列腺癌，这种情况被称为"前列腺偶发癌"。

　　前列腺偶发癌的发病率随着人民群众体检意识的增强和筛查手段的进步而逐渐降低，尤其是在使用血清 PSA 检测普及之后，前列腺偶发癌的发病率由 10% ～ 20% 降低至 5% ～ 10%。但是，前列腺偶发癌和前列腺增生的预后及治疗方式截然不同，这对于术前诊断为前列腺增生的患者，可能短时间内难以接受。一旦发现前列腺偶发癌，应立即就诊，选择适合自身病情的治疗方式，定期随访和复查。

二、危险因素

（一）年龄

　　年龄已被广泛接受是肿瘤的易感因素之一。随着年龄的增长，前列腺癌的发病率也逐步上升。针对老年男性，尤其是高龄患者，我们要做到定期体检，以早期发现、早期治疗。

（二）肥胖

　　近年来发现肥胖可能会导致一系列疾病，肥胖同样也在前列腺癌发生与转归中发挥重要作用。肥胖对于人体的影响非常复杂，目前考虑肥胖可能对中老年男性垂体-性腺轴产生影响，引起血清睾酮浓度降低。当体内睾酮水平降低时，机体可能会通过旁分泌机制促使睾酮产生和雄激素受体表达增加用以维持前列腺周围组织微环境中的睾酮水平，这可能会导致前列腺细胞 DNA 的损伤和不受控制的雄激素受体的表达，进而突破正常细胞的界限，变为前列腺癌细胞。日常生活中评判肥胖最常用的指标之一是身体质量指数（body mass index，BMI）——体重（kg）/身高（m）^{2}。BMI 较高可能会增加前列腺偶发癌的发病风险。

（三）血清 PSA

血清 PSA 是目前临床上常用的检测前列腺癌的辅助检查之一。自常规使用血清 PSA 筛查前列腺癌后，前列腺偶发癌发生率大幅下降。正常人中 PSA 正常范围为 0～4ng/ml。但是，PSA 经常会受到前列腺其他疾病的干扰，影响其准确性，如前列腺增生、前列腺炎等。前列腺增生的患者自身前列腺体积较大，前列腺细胞数量增多，分泌的 PSA 自然比正常值高。同时，有些前列腺增生患者常合并泌尿系感染，也会使得 PSA 高于正常值。这说明单独使用 PSA 会产生较大的误差，为解决此类问题，处于 PSA 检查结果灰区（4～10ng/ml）的患者，需要参考 PSA 密度、PSA 速率、fPSA/tPSA 等指标进行综合判断。

（四）前列腺体积

最新的研究发现，前列腺体积较小的患者，其罹患前列腺偶发癌的风险反而较高。对于这一反常现象，目前的主要推测是前列腺体积偏小可能导致前列腺穿刺活检、多参数 MRI 及直肠指检等辅助诊断方法的精确度受到影响。因此，对于前列腺体积相对较小的前列腺增生患者，需额外警惕前列腺偶发癌的发生。

三、手术方式对前列腺偶发癌的影响

当前，前列腺增生手术治疗的金标准是经尿道前列腺切除术。随着科技的进步，出现了经尿道激光剜除术等新术式。正常前列腺是由外周带、中央带、移行带、前列腺纤维肌肉基质和尿道周围区组成。经尿道前列腺电切术是通过等离子双极，逐步切除增生的前列腺组织，这可能会残余一些前列腺移行带组织。而经尿道前列腺激光剜除术，是根据移行带与外周带潜在的间隙，完整地将移行带剥离下来，就像日常中"剥橘子"一样。经尿道前列腺激光剜除术切除的前列腺组织更多，理论上检出前列腺偶发癌的概率更高（图 5-2）。

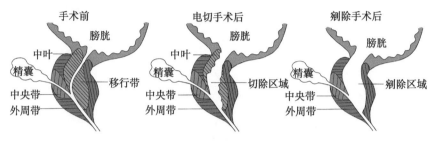

图 5-2　不同前列腺增生术式对比

　　前列腺增生主要发生在移行带，而前列腺癌的好发部位是外周带，这就可能出现前列腺增生手术时并没有切除前列腺癌组织，导致漏诊。同时，行前列腺增生手术之后，PSA 会因为切除大量的前列腺组织而明显下降，这会影响前列腺癌的常规 PSA 筛查。除此之外，前列腺增生手术后标本常因为手术操作不可避免发生灼烧、变形、破碎等。这会增加病理科医师诊断的难度，往往需要全部取材标本及病理科医师丰富的经验，必要时需要对标本行免疫组化检查协助诊断，以避免漏诊。

（邵金鹏）

【专家点评】

　　前列腺偶发癌通常在进行前列腺增生手术时意外发现，其发病率虽有所下降，但仍不容忽视。年龄、肥胖、血清 PSA 水平等因素均与前列腺偶发癌的发病风险密切相关。值得注意的是，前列腺体积较小并不意味着风险降低，反而可能增加偶发癌的风险，这可能与诊断方法的精确度受限有关。此外，手术方式也是影响偶发癌检出的重要因素。患者在确诊为前列腺偶发癌后，不要慌张，要积极配合医师的治疗。只有这样，我们才能更有效地应对前列腺偶发癌的挑战，提高生活质量和改善预后。

第二篇　前列腺癌诊断

第6章　前列腺癌的症状有哪些

　　前列腺癌起病隐匿，让众多患者在疾病初期难以自我察觉，从而错过了最佳治疗时机。然而，随着病情的发展，一系列症状会逐渐显现，包括但不限于下尿路症状、血尿、血精、骨痛等。这些症状，虽然可能与其他泌尿系统疾病相似，但实则正是前列腺癌发出的不容忽视的警示信号。

一、前列腺癌早期常无特殊症状

　　前列腺癌常在不知不觉中对男性身体造成侵害。在疾病初期，前列腺癌主要局限于前列腺腺体内部，肿瘤体积较小，尚未侵犯周边器官或发生远处转移。因此，这一阶段的前列腺癌常缺乏明显的临床症状，使得许多患者在疾病初期难以自我察觉。实际上，大多数早期前列腺癌的确诊依赖于体检而非患者的自觉症状。这一现象往往导致人们忽视前列腺癌的潜在危险性，进而增加了疾病治疗的难度。

二、可能预示前列腺癌的症状

　　随着病情的进展，患者可能会出现下尿路症状，如尿频、尿急、尿不尽等，这些症状通常是由于肿瘤压迫或侵犯尿道引起的。此外，血尿和血精也是前列腺癌的常见症状之一。血尿是指尿液中出现血液，而血精则是指精液中带有血液，这些症状可能是由于肿瘤侵犯了尿道或精囊等组织而引起的。除了这些症状外，前列腺癌患者还可能出现骨痛、腰部疼痛等症状，这通常是由于肿瘤侵犯了骨骼引起的。

上述这些症状并非前列腺癌的特异性表现，其他疾病，如前列腺增生、尿道感染、精囊炎等，也可能出现类似的症状。因此，如果出现这些症状，建议及时就医，进行相关检查以查明病因。

（一）下尿路症状

下尿路症状指的是尿频、尿急、排尿困难、夜尿增多、急性尿潴留等下尿路相关症状的统称（图 6-1）。下尿路症状常见的原因包括前列腺增生、前列腺炎、泌尿系感染、神经源性膀胱等。临床上，尤其是中老年男性患者发生下尿路症状，常是由于前列腺增生引起的。前列腺癌也会因为癌组织的体积过大堵塞尿道或侵犯膀胱颈而引起下尿路症状。但是，这并不是诊断前列腺癌的依据，更多的是反映了前列腺癌组织的大小或者侵犯范围。

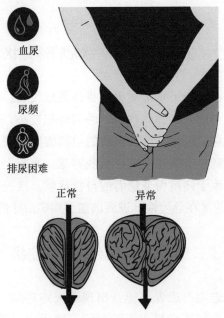

图 6-1　前列腺癌的下尿路症状

（二）血尿

血尿是泌尿外科中常见的症状，常被视为身体内部问题的警示信号。导致血尿的原因有很多，例如前列腺增生、泌尿系感染、泌尿系结石等。此外，血尿还可能是一些恶性疾病的信号，例如膀胱肿瘤和肾肿瘤。这两种疾病在早期可能并无明显症状，当肿瘤发展到一定程度，侵犯到尿路黏膜或血管时，就可能引发血尿。当前列腺肿瘤侵犯到尿道或前列腺血管时，也可能导致血尿的出现。因此，对于血尿的出现，无论是一次还是多次，我们都应给予足够的重视。血尿的出现可能是身体在向我们发出警告，提醒我们及时检查和治疗。

（三）血精

精液中出现血液，即所谓的血精。这种现象可能由多种因素引起，其中最常见的原因包括前列腺或精囊的炎症、感染或创伤。尽管血精在前列腺癌中较为罕见，但我们仍不能忽视其可能性。当肿瘤侵犯至精囊时，会破坏精囊的正常结构，导致出血。因此，对于持续出现的血精症状，建议及时就医进行进一步检查，以排除前列腺癌等严重疾病的可能性。

（四）骨痛

前列腺癌骨转移的形成是一个复杂的过程，前列腺癌细胞通过血液循环到达骨组织后，会利用多种生长因子和信号通路与骨组织细胞相互作用，进而在骨骼内生长并形成肿瘤转移灶。这种转移不仅增加了治疗的难度，还可能导致患者的生活质量严重下降。随着病情的加重，前列腺癌骨转移患者会逐渐出现受累部位的骨痛。除了骨痛外，骨转移还可能导致病理性骨折和脊髓压迫等严重并发症。病理性骨折是指骨骼因肿瘤侵蚀而变得脆弱，受到轻微外力后即发生骨折；而脊髓压迫则可能导致神经功能障碍，甚至危及生命。

（邵金鹏）

【专家点评】

　　前列腺癌在发病初期，其临床症状往往并不显著，易被患者所忽视。部分前列腺癌患者因无明显症状而误认为自己并未患病，从而抗拒进一步的医学检查和治疗，这无疑会加剧病情的恶化。这种认知误区必须进行纠正。随着现代医学技术的持续进步，众多恶性肿瘤如今已能在早期发现。特别是随着血清PSA筛查的广泛应用，早期前列腺癌的检出率正逐渐提升。值得注意的是，临床上出现明显症状的前列腺癌患者，其病情往往已发展至中晚期，这类患者的治疗成本可能会显著增加，且治疗效果难尽如人意。因此，中老年男性应定期进行前列腺癌筛查，以实现疾病的早期诊断和及时干预。

第7章 如何做直肠指检

前列腺癌在早期常悄无声息，不显露出任何特殊的症状，但通过直肠指检、血清 PSA 检测等体检项目可以发现疾病的伪装。直肠指检是将手指伸入患者直肠内，通过手指的触感，探查前列腺、精囊、直肠、盆腔等部位有无异常的一种常用查体方法。大部分前列腺癌起源于前列腺的外周带，该部位恰恰位于前列腺靠近直肠的一侧，医师通过直肠指检触摸前列腺，了解前列腺质地、大小、是否对称、有无结节等情况，从而判断前列腺是否存在异常（图 7-1）。

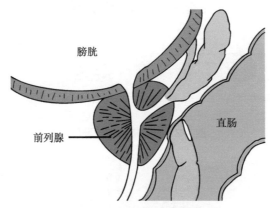

膀胱

前列腺

直肠

图 7-1　直肠指检示意图

在临床上，医师特别关注那些年龄大于 50 岁，或者大于 45 岁且有前列腺癌家族史的患者，他们是前列腺癌的"重点关照对象"。直肠指检在前列腺癌的诊断中有着不可忽视的地位，约 18% 的前列腺癌患者因单纯直肠指检异常被检出。但是，其操作需要通过直肠进行触诊，这难免会让患者在生理和心理上感到有些"尴尬"和不适，因此患者往往对其有抵触心态。

一、如何进行直肠指检

常规直肠指检的步骤为：①向患者解释检查的目的和步骤，获得患者的同意，确保患者隐私。医师戴医用手套。并在检查手指涂上适量润滑剂。②让患者采取适当的体位，如左侧卧位、膝胸位等（图7-2，图7-3），这有助于放松肛门括约肌，便于检查。③观察肛门周围有无异常，如疣、肛裂、瘘管、出血等。④告知患者即将开始检查，并告诉患者可能会有便意。将检查手指在患者肛周皮肤轻轻触摸并嘱患者深呼吸，放轻松，避免患者因紧张收紧肛门括约肌。⑤轻轻向内推进示指，避免快速或用力插入，以减少不适，旋转手指，检查直肠壁和位于直肠壁前的前列腺组织。正常前列腺的指征应该是前列腺质韧、有弹性、无压痛、前列腺两侧对称且未触及明显结节。⑥完成检查后，缓慢抽出手指，并注意手套上是否有血迹或异常分泌物。

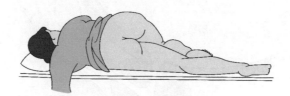

图 7-2　直肠指检左侧卧位

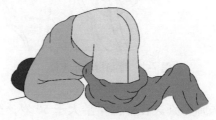

图 7-3　直肠指检膝胸位

二、直肠指检常见的异常情况是什么，后续需要如何诊治

在进行直肠指检时，需要注意前列腺有无增大，有无质地改变，

有无结节（结节大小），有无疼痛等。如果医师在检查过程中发现前列腺质地改变、有结节形成或疼痛等症状，那么就需要进一步考虑是否存在前列腺癌的可能性。当然，直肠指检的异常表现并不一定意味着前列腺癌，许多其他因素也可能导致直肠指检结果的异常。例如，患者既往接受过前列腺增生手术或穿刺活检，或者目前患有前列腺炎、前列腺结石或良性结节等。这些因素都可能导致前列腺的结构和质地发生改变，从而影响直肠指检的准确性。同样，前列腺增生也会使前列腺体积增大，导致直肠指检触及结节，甚至可以触及前列腺中央沟变浅。因此，当直肠指检发现异常时，患者无须过于恐慌。正确的做法是及时咨询专业的泌尿外科医师，进行更为详细和专业的检查。

三、直肠指检的局限性有哪些

直肠指检是在直肠内触摸前列腺，所以，只能触摸到一定大小的肿瘤，太小的肿瘤很难触及。同时，直肠指检只能触及前列腺后方的肿瘤，前列腺前方的肿瘤难以触及。直肠指检结果的准确性也受到操作者个人经验的影响，体积偏小的前列腺结节，往往只有经验丰富的医师才能发现。最后，单独凭借直肠指检诊断前列腺癌的敏感度及特异性均不足 60%，因此，直肠指检正常并不能完全排除前列腺癌。

四、什么情况下进行直肠指检

通常建议年龄大于 50 岁的人群，或年龄大于 45 岁且具有前列腺癌家族史的人群，每年定期进行直肠指检以筛查前列腺癌。此外，若血清 PSA、前列腺超声等检查发现异常，也需要行直肠指检进一步明确。但是直肠指检后可能引起 PSA 一过性升高。考虑到这一影响，我们建议在抽血检查 PSA 后再进行直肠指检，或者在直肠指检一周后再进行 PSA 检测。

在诊断前列腺相关疾病时，如果医师没有进行直肠指检，患者可以主动要求医师进行这项检查。直肠指检有助于增加早期发现前列腺癌的可能性，是排除前列腺癌的必要查体项目。然而，如果医师明确指出患者存在直肠指检的禁忌证，那么进行直肠指检就需要慎重考虑了。

五、直肠指检的禁忌证有哪些

直肠指检的禁忌证分为绝对禁忌证和相对禁忌证。绝对禁忌证指的是在任何情况下都不能进行操作。如果忽视绝对禁忌证而实行操作，可能会对患者造成严重的伤害甚至死亡。

> 常见的绝对禁忌证有：①急性肛裂。直肠指检可能会加剧疼痛和损伤，因此，应避免进行直肠指检。②急性肛周脓肿。进行直肠指检可能会导致感染扩散或脓肿破裂。③高度怀疑直肠穿孔。如果存在怀疑直肠穿孔，直肠指检可能会加重穿孔情况。

相对禁忌证为在某些情况下应避免的操作，但如果在权衡利弊后认为治疗的潜在益处大于风险，仍然可以考虑进行。相对禁忌证需要医师进行详细评估，可能需要更密切的监测或采取特别的预防措施。常见的相对禁忌证有：①前列腺炎。直肠指检可能会引起疼痛，加剧炎症，或导致细菌进入血液。②患者极度紧张或恐惧。如果患者因恐惧而无法放松肛门括约肌，直肠指检可能会变得困难且不舒服。③肛门部疼痛。在这种情况下，直肠指检可能会加重疼痛，造成患者额外的不适。

六、直肠指检可能的并发症有哪些

直肠指检是一项侵入性检查，虽然医师在严格把握适应证和禁忌证的情况下，绝大多数情况是安全的，但是理论上仍存在发生并发症的风险。

（一）出血

出血是直肠指检可能出现的并发症之一。在进行直肠指检时，医师需要触摸患者的肛门和直肠区域。这一过程可能导致痔疮破裂、肛裂加重，从而诱发肛门出血。虽然这种情况并不常见，但一旦发生，可能会给患者带来不适和恐慌。

（二）疼痛

疼痛是另一个值得关注的并发症。如果患者患有痔疮等疾病，直肠指检可能会加剧疼痛，给患者带来额外的痛苦。因此，在进行直肠指检前，医师应充分了解患者的病史和症状，以评估是否适合接受这项检查。

（三）直肠穿孔

直肠穿孔是一种较为罕见的并发症，但在某些特定情况下仍有可能发生。例如，当直肠壁因放射性直肠炎或严重炎性肠病而变得非常脆弱时，直肠指检可能导致直肠穿孔。这种并发症的发生概率虽然较低，但一旦发生，后果可能非常严重，甚至需要手术治疗。

（四）败血症

直肠指检还可能加重急性前列腺炎或直肠周围组织感染，促使细菌入血，从而诱发败血症。尽管这种情况较为罕见，但仍需引起医师的重视，所以，在操作之前，应详细询问患者有无急性前列腺炎或直肠周围组织感染病史。

（五）过敏

过敏也是直肠指检可能引发的问题。患者可能对检查时使用的润滑剂或乳胶手套成分过敏，导致皮肤红肿、瘙痒等不适症状。为了避免过敏反应的发生，医师应在检查前询问患者的过敏史，并尽可能选择无过敏风险的润滑剂和手套。

直肠指检作为一种侵入性检查，虽然具有一定的风险，但在医师严格把握适应证和禁忌证的前提下，这些风险可以得到有效控制。为了保障患者的安全，医师应充分了解患者的病史和症状，遵循操作规范，以降低并发症的发生概率。同时，患者也应积极配合医师，如有不适或疑虑应及时告知医师，以便及时调整检查方案或采取相应治疗措施。

综上所述，尽管直肠指检在前列腺癌筛查中存在一定局限性，但其仍是前列腺癌筛查程序中不可或缺的一环。为确保检查的准确性和有效性，患者在接受检查时应积极克服心理障碍，充分配合医师的操作。

（邵金鹏）

【专家点评】

尽管现代医学技术日新月异，但直肠指检凭借其简便、经济的特点，在前列腺癌早期筛查中仍具有不可替代的作用。通过直肠指检，医师可以直接触摸到前列腺，对其大小、质地和有无结节进行初步判断，这为早期发现前列腺癌提供了线索。当然，直肠指检也有其局限性，比如对于太小或位置特殊的肿瘤可能难以触及，另外操作者的经验也会影响检查结果。因此，我们不能过分依赖直肠指检，而应将其与其他检查手段如血清 PSA 检测、前列腺超声检查等相结合，以提高前列腺癌的检出率。此外，直肠指检虽然是一项简单的检查，但也需要医师严格遵守操作规范，注意患者的心理和生理反应，确保检查的准确性和安全性。对于患者来说，克服心理障碍，积极配合医师的检查也是至关重要的。

第 8 章　前列腺癌早期筛查的重要指标——前列腺特异性抗原

前列腺特异性抗原（PSA）这位前列腺癌的"专属信使"，是目前公认的唯一具有器官特异性的肿瘤标志物。血清 PSA 检测，就像是一位敏锐的"哨兵"，已经彻底改变了前列腺癌的传统筛查方式，它能够为医师提供早期的警示信号，从而进行更加精准的检查。这项看似简单的检测，每年都在默默守护着成千上万的男性，帮助他们早期发现并治疗前列腺癌。在西方国家，PSA 筛查的推广较早，因此，目前这些国家早期前列腺癌检出率较高。近年来，随着我国 PSA 筛查的逐渐普及，前列腺癌的早期检出率也在稳步提升。可以说，PSA 在前列腺癌的诊断过程中扮演着至关重要的角色。

一、PSA 是什么

PSA 是血液中的一种酶，通常由前列腺上皮细胞产生，包括正常的和癌变的前列腺细胞（图 8-1）。同时，体内其他组织基本不分泌 PSA。正常情况下，少量的 PSA 会不断地释放到血液中。当前列腺上皮细胞受到刺激、受损或癌变时，在前列腺上皮细胞内的 PSA 会释放出来，导致血液中 PSA 水平明显上升。由于 PSA 对于前列腺的高选择性，已经成为筛查前列腺癌的常规技术。

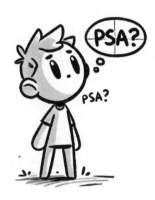

图 8-1　什么是 PSA

二、PSA 的正常范围

正常人 PSA 的水平通常在 $0 \sim 4\text{ng/ml}$。当 PSA 水平处于 $4 \sim 10\text{ng/ml}$ 时，被视为"灰区"，意味着需要定期监测 PSA 的变化，必要时完善检查以排除诊断。若 PSA 水平超过 10ng/ml，则高度怀疑可能患有前列腺癌，此时需要进一步进行前列腺超声、前列腺磁共振及前列腺穿刺活检等检查，以确定是否确实患有前列腺癌。

三、PSA 过高一般提示什么

当 PSA 水平上升时，我们首先需要排除是否由肿瘤因素导致。前列腺肿瘤细胞的一个显著特点是其向血液中释放的 PSA 量远高于正常前列腺细胞，通常可达 10 倍之多。患者的肿瘤体积越大、病情越晚期或存在远处转移，其 PSA 水平往往也越高，有时甚至可能超过 100ng/ml。然而，值得注意的是，PSA 虽然是前列腺特异性的标志物，但它并非前列腺癌的特异性指标。PSA 水平的上升确实增加了前列腺癌的患病可能性，但并不能直接确诊为前列腺癌，因为前列腺的其他疾病同样可能引起 PSA 的升高。

若患者已被确诊为前列腺癌，并接受了手术、放疗或雄激素剥夺治疗，此时 PSA 的再次升高可能是一个警示信号，暗示着肿瘤的复发或转移。在这种情况下，应进一步进行前列腺磁共振成像、PET-CT 等检查，以明确前列腺癌是否复发或发生了转移。

四、PSA 的相关衍生指标

由于单独使用 PSA 进行前列腺癌诊断存在一定的局限性，研究人员开发了一系列 PSA 的衍生指标，以提升 PSA 在前列腺癌诊断中的准确性（图 8-2）。

（一）fPSA/tPSA

PSA 分为总 PSA（tPSA）和游离 PSA（fPSA）。当 PSA 进入血液后，

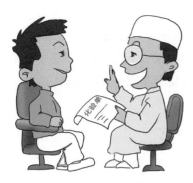

图 8-2　看化验单

大部分会与血液中的蛋白质结合，而小部分则保持游离状态，这部分被称为游离 PSA（fPSA）。由于前列腺增生的患者 PSA 水平也可能上升，这会影响前列腺癌的准确诊断。然而，fPSA/tPSA 的比值不受这一因素及年龄的影响。当 fPSA/tPSA 比值小于 0.15（或 0.16，具体临界值可能因不同研究而有所差异）时，需要进一步检查以明确是否患有前列腺癌。若比值大于 0.16，则患者诊断前列腺癌的可能性较小。fPSA/tPSA 比值有助于鉴别前列腺癌和良性前列腺增生，特别是在 PSA 水平处于灰区（4 ～ 10ng/ml）时，该比值能提供额外的诊断信息。

（二）PSA 密度

随着年龄的增长，前列腺体积会增大，产生的 PSA 也会越多，为了消除前列腺体积的影响，提出了 PSA 密度（prostate specific antigen density，PSAD）的概念，即 PSA/ 前列腺体积比值。有专家认为 PSAD > 0.15ng/ml^2 是预测前列腺癌的临界值。但是，目前对于 PSAD 的阈值尚存在争议，尤其是在大体积前列腺患者中。

（三）PSA 速率

正常人随着年龄的增长，PSA 也会增高。两次监测 PSA 的变化率为 PSA 速率。PSA 速率（prostate specific antigen velocity，PSAV）有助于消除因前列腺体积过大或个体差异导致的 PSA 异常，从而提高 PSA 的诊断效能。有专家指出，PSAV 大于 0.75ng/（ml·a）时，患有前列腺癌的风险会增加。但同 PSAD 相似，PSAV 目前并没有一个公认的临界值。

（四）PSA 同源异构体 2 和前列腺健康指数

为了进一步提高前列腺癌监测项目的特异性，专家一直在寻找新的前列腺癌特异性肿瘤标志物。近年来，PSA 同源异构体 2（isoform [-2] proprostate-specific antigen，p2PSA）和前列腺健康指数（prostate health index，PHI）逐渐受到医师关注。研究结果表明，p2PSA 与恶性程度较高的前列腺癌相关，特别是对于 PSA 为 4 ~ 10ng/ml 的人群而言。而 PHI 诊断前列腺癌的效力优于单纯使用 PSA，可以减少不必要的前列腺穿刺活检，对早期诊断和预后监测都具有非常重要的意义。

PHI 的计算公式为：

$$PHI = \frac{p2PSA}{fPSA} \times \sqrt{tPSA} \qquad （公式 8-1）$$

五、影响 PSA 异常的其他原因

（一）良性前列腺疾病

常见的泌尿系统疾病，如前列腺增生、前列腺炎及泌尿系感染，都可能导致 PSA 水平不同程度升高。为排除这些疾病，可以结合临床症状、尿常规、精液常规及前列腺超声等检查结果进行综合判断。

（二）医源性操作

一些医源性操作可能会增加血液中 PSA 水平，例如直肠指检、前列腺按摩、经直肠前列腺超声检查、前列腺穿刺活检、膀胱镜检查等。因此，建议患者在进行上述操作之前，静脉采血检测 PSA。若打算检查后复查 PSA，则需等待一定时间以确保 PSA 恢复至基础水平。恢复的天数根据检查类型和个体差异而不同，穿刺活检需要至少等待 1 个月，前列腺按摩需要至少等待 1 周，其他检查至少需要等待 2 天。

（三）药物影响

某些药物同样能够降低血液中的 PSA 水平。在治疗前列腺增生常用的药物中，非那雄胺（保列治）能够降低 PSA 水平，在口服 1 年以后，能够使 PSA 水平下降 50%。所以，当长期服用非那雄胺时，若按照正常人 PSA 的水平筛查前列腺癌，可能会延误诊断。

在治疗前列腺癌的雄激素剥夺疗法中，常用的一些药物，如比卡鲁胺、阿比特龙等都会使得 PSA 显著下降，甚至可以将 PSA 降低至仪器检测极限以下。对于已经确诊为前列腺癌并正在接受这类药物治疗的患者来说，PSA 水平越低，通常意味着治疗效果越显著。在这种情况下，PSA 成为评估治疗效果和监测肿瘤复发的重要指标。

六、什么情况下应该查 PSA

高龄、前列腺癌家族史、肥胖等是前列腺癌的危险因素。

> 满足以下任一条件的人群被视为前列腺癌高危人群：年龄 60 岁及以上、45 岁及以上且有前列腺癌家族史，或者 40 岁及以上且携带 *BRCA2* 基因突变。

针对这些高危人群，如果他们的预期寿命超过 10 年，那么在充分了解筛查的利弊后，可以根据专科医师的建议，决定是否进行前列腺癌筛查。关于前列腺癌筛查的频率，目前国内还没有高级别的循证医学证据。但结合国内外的指南和专家共识，一般建议至少每 2 年进行一次血清 PSA 检测。

（邵金鹏）

【专家点评】

PSA 作为前列腺癌的特异性标志物，其水平的升高往往能为我们提供一个早期预警信号，有助于我们发现并监控前列腺癌的发展。通过 PSA 及其衍生指标的综合应用，我们能够更准确地评估前列腺癌的风险，为患者提供更加个性化的诊疗方案。但 PSA 也有其局限性，例如良性前列腺疾病、医源性操作及药物等因素都可能影响 PSA 水平，导致误判。因此，在解读 PSA 结果时，我们需要综合考虑患者的具体情况，结合其他检查手段，以做出更准确的诊断。总的来说，PSA 检测是一个重要的工具，但并非万能。我们需要结合多种手段，综合评估，以确保前列腺癌的早期发现和治疗。

第 9 章 前列腺超声检查及穿刺活检的意义

　　前列腺超声检查是诊断前列腺疾病时的一种简便且经济的影像学检查手段。通过前列腺超声检查，我们能够清晰地获取前列腺的位置、大小、形态等重要信息，并能有效发现可能因肿瘤而导致的异常病灶。值得一提的是，在病情需要进一步明确而必须实施前列腺穿刺活检时，前列腺超声检查成了一个不可或缺的影像学定位工具。它为穿刺医师提供了方便、快捷且相对准确的病灶定位信息，为后续的病理学检查奠定了坚实基础（图 9-1）。

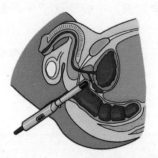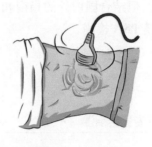

图 9-1　前列腺超声示意图

　　前列腺穿刺活检，通过其精准的穿刺技术，撷取前列腺组织中的微小样本，进行病理学的细致剖析，是目前确诊前列腺癌最为准确和可靠的手段。当这一技术与前列腺超声、磁共振成像等影像学定位方法相结合时，穿刺的准确率将得到显著提升。这种综合应用不仅优化了诊断流程，也为患者带来了更为精准的治疗方案选择。

一、前列腺超声检查

前列腺超声检查根据探头放置部位的不同，可以分为经腹超声、经会阴超声和经直肠超声（transrectal ultrasound, TRUS）3 种检查方法，平时较常用的是经腹超声和经直肠超声。经腹超声检查一般使用扇形探头，扇形探头属于单晶体凸阵探头，探头接触面小，成像视野为扇形，常应用于腹腔、盆腔等深部位置的脏器（图 9-1 右）。检查前需要充盈膀胱，也就是检查医师常叮嘱患者得多喝水。检查时患者需要仰卧位躺在检查床上，将探头放置于耻骨上，移动探头对前列腺进行横向和纵向扫查（图 9-2）。

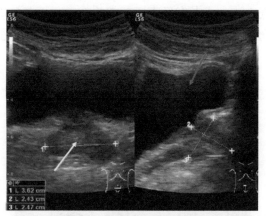

图 9-2　经腹前列腺超声影像

注：黄色箭头为前列腺，红色箭头为膀胱

经直肠超声检查一般使用双平面直肠探头，双平面直肠探头属于腔内探头，具有频率高、图像清晰等特点，并且不需要充盈膀胱即可实施检查（图 9-1 左）。检查时，患者需要侧卧位或者截石位躺在检查床上，探头经肛门进入直肠，紧贴肠壁对前列腺进行扫查，这种方法可以清晰地显示前列腺的大小、形态和内部结构，径线测量准确，是前列腺超声检查的最佳方法。

经会阴超声检查一般也使用扇形探头，检查前无须特殊准备，检查时，患者需要左侧卧位或者胸膝位躺在检查床上，探头在会阴部或者肛门前缘加压扫查，可以得到前列腺矢状位和冠状位的图像。

关于经直肠前列腺超声检查，患者最关心的可能是这个检查痛不痛。经直肠超声不同于经腹和经会阴超声检查，后两种检查方式虽然按压探头时会有不舒服的感觉，但是不至于产生疼痛感，而经直肠超声是否疼痛是分情况的。首先，因为支配肠壁的神经属于内脏神经丛，它们对痛觉并不敏感，所以，探头在直肠内检查在大多情况下是没有什么特殊的感觉的。但是，因为经直肠超声检查的超声探头需要经过肛门进入直肠内，肛门周围的感觉神经特别丰富，因此，对于痛觉等各种感觉非常敏感，如患者有痔疮或者肛裂等病史，这种情况下进行检查就会比较痛苦。如果患者有上述病史，建议提前告知检查医师，选择其他检查方法，或者在经直肠超声检查前，于肛门周围涂抹利多卡因凝胶（局麻药），可以有效减轻检查带来的痛苦和不适感（图9-3）。

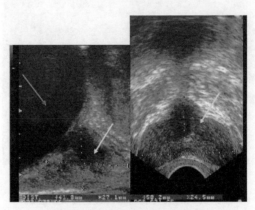

图9-3 经直肠前列腺超声影像

注：黄色箭头为前列腺，红色箭头为膀胱

正常前列腺超声检查的表现如下：横切面呈栗子形，纵切面呈椭圆形，前后径约为2cm，上下径约为3cm，左右径约为4cm。包膜为明亮的高回声，连续且光滑。内部为均匀的低回声，图像中心的尿道为高回声，后方的两侧可见对称的长条状低回声，为精囊。在这教您一个前列腺体积的简单计算公式，即（0.52×前后径×左右径×上下径）ml。

　　前列腺癌经直肠前列腺超声检查的典型表现是位于外周带的低回声结节，前列腺形态不规则，包膜有异常隆起（图 9-4）。

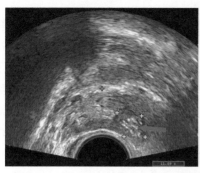 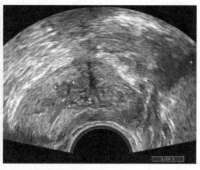

图 9-4　前列腺癌经直肠超声影像

　　超声检查前列腺癌的准确率在 50% ～ 70%，一般来说，经直肠前列腺超声的准确率要高于经腹或经会阴前列腺超声检查。并且超声检查的准确率受检查者主观影响比较大，因此，经验丰富的医师往往能给出更准确的诊断结果。虽然超声检查的准确率不如 CT 和 MRI，但是它也有自己的优点，比如快捷方便、无痛无创、无辐射、价格便宜等。如果想提高前列腺癌诊断的准确率，除了超声检查之外，需要结合病史、肛门指诊、血清 PSA、MRI 检查，必要时配合前列腺穿刺活检。如果患者 PSA 升高，同时合并有前列腺癌家族史，即便超声检查没有发现异常，也不能排除前列腺癌的可能，仍需要进一步检查明确诊断。

二、前列腺穿刺活检

（一）前列腺穿刺活检的适应证与禁忌证

　　前列腺穿刺活检是在麻醉状态下，在超声或者 MRI 引导下，使用穿刺针获取细小的前列腺组织进行显微镜检查，是确诊前列腺癌最可靠的方法。但并不是所有患者一开始就要进行前列腺穿刺活检，它有严格的适应证：①直肠指检发现前列腺可疑结节，任何 PSA 值。② TRUS

或 MRI 发现可疑病灶，任何 PSA 值。③ PSA > 10ng/ml，任何 fPSA/tPSA 值和 PSAD 值。④ PSA 4 ~ 10ng/ml，异常 fPSA/tPSA 值和（或）PSAD 值。而当 PSA 4 ~ 10ng/ml，且 fPSA/tPSA 值、PSAD 值和影像学均正常时，患者应该严密随访。

因为医学检查存在不确定性，如果患者第一次前列腺穿刺活检结果是阴性，当存在以下几种情况时，建议患者进行重复穿刺：①首次穿刺活检病理未见恶性证据，但发现不典型小腺泡增生，或 3 针以上高级别上皮瘤变，周围可见不典型腺体存在。②复查血清 PSA 持续升高或影像学随访异常。③复查血清 PSA 4 ~ 10ng/ml，结合 fPSA/tPSA、PSAD、直肠指检或其他影像学检查结果异常。第二次穿刺和第一次穿刺的时间间隔应该在 3 个月以上。

与适应证相对的，前列腺穿刺活检也有明确的禁忌证，如果您有下列禁忌证之一，出于安全考虑，不建议立即穿刺。

①急性感染期、发热期。②高血压危象。③心脏功能不全失代偿期。④合并严重出血倾向的疾病。⑤高血压、糖尿病等合并症控制不良。⑥合并严重的内、外痔，肛周或直肠病变者不宜经直肠途径穿刺。

（二）前列腺穿刺活检的方法分类

1. 前列腺穿刺活检入路　前列腺穿刺活检根据入路的不同分为经直肠穿刺和经会阴穿刺 2 种（图 9-5，图 9-6），两者各有优缺点，详见表 9-1。

2. 系统穿刺和靶向穿刺　根据穿刺针数不同，将前列腺穿刺活检分为系统穿刺和靶向穿刺 2 种。超声引导下前列腺系统穿刺是标准的穿刺方法，一般建议穿刺 10 ~ 12 针或以上。靶向穿刺通常指利用多参数 MRI 与经直肠超声检查融合引导前列腺穿刺的新技术，于 2022 年由《前列腺穿刺中国专家共识》提出。它对每个可疑区域进行 3 ~ 5 针的穿刺，是目前诊断前列腺癌精准、有效的方法，能明显提高临床有意义前列腺癌的检出率，同时还能减少不必要的穿刺，减轻患者痛苦，减少术后并发症（图 9-7）。

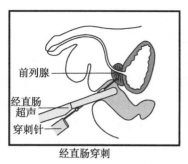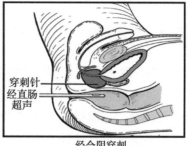

前列腺

经直肠
超声

穿刺针

穿刺针
经直肠
超声

经直肠穿刺　　　　　　　　　　　经会阴穿刺

图9-5　超声引导下前列腺穿刺活检入路

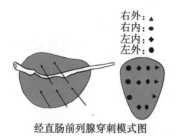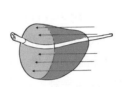

右外：▲
右内：●
左内：◆
左外：●

右外：▲
右内：●
左内：◆
左外：●

经直肠前列腺穿刺模式图　　　　　　经会阴前列腺穿刺模式图

图9-6　前列腺穿刺模式图

表9-1　经直肠穿刺和经会阴穿刺优缺点对比

	经直肠穿刺	经会阴穿刺
优点	操作简单，手术时间短，无须局部麻醉	肿瘤检出率高，并发症发生率低
缺点	并发症发生率高，肿瘤检出率低，需要肠道准备	疼痛感增加，技术要求高，学习曲线长，需要局部麻醉

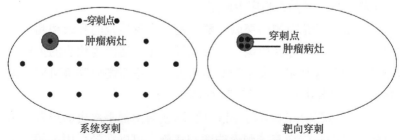

系统穿刺　　　　　　　　　　　　　靶向穿刺

图9-7　系统穿刺和靶向穿刺对比

3.靶向穿刺的分类　靶向穿刺可以经直肠入路，也可以经会阴入路，目前尚没有足够证据显示两类靶向穿刺入路的优劣性。前列腺癌靶向穿刺主要包括 5 种类型，具体介绍如下。

（1）认知融合靶向穿刺：即穿刺前先阅读 MRI 图像，明确可疑病灶位置后，在经直肠超声检查过程中主观将上述可疑病灶和经直肠超声图像相融合，进而引导前列腺穿刺。认知融合靶向穿刺的优点在于不需要额外的硬件和软件，操作简单快速，成本较低。医师在经过认知融合系统学习后，其穿刺的精准性明显提高。因此，这种穿刺方式非常适合基层医院开展。但是，该技术依赖于术者的经验，受主观影响较大。

（2）MRI/ 经直肠超声软件融合靶向穿刺：即穿刺前通过融合软件勾勒 MRI 图像上的前列腺轮廓和可疑靶病灶，术中将该 MRI 图像与经直肠超声图像进行匹配、融合并锁定，在实时经直肠超声引导下，对可疑靶病灶进行精确穿刺。这种穿刺方法的优点是：病灶定位精确，穿刺靶区可溯源，可减少穿刺针数，提高临床有意义前列腺癌的检出率。它的不足为：MRI/ 经直肠超声软件融合靶向穿刺需要额外的设备和专门培训，成本更高，学习曲线更长。此外，穿刺步骤较认知融合复杂，穿刺时间较长。

（3）MRI 直接引导穿刺：也称 MRI-MRI 融合靶向穿刺，是指患者预先完成 MRI 检查，然后放射科医师将之前显示可疑病灶的 MRI 数据与实时扫描的 MRI 数据相融合，经会阴或者经直肠途径进行可疑区域的靶向穿刺。这种穿刺方法的优点是灵敏度高，特异性强。不足之处为穿刺过程需要在 MRI 检查室内进行，耗时长且需要专用的穿刺设备，价格昂贵，目前在临床中应用受限。

（4）多模式超声靶向穿刺：随着超声设备检查的升级和超声技术的更新，出现了以弹性成像、三维成像和超声造影为代表的多模式超声技术，利用这些超声技术及其组合方式，进行靶向穿刺可明显提高穿刺阳性率和临床有意义前列腺癌的检出率。

（5）其他靶向穿刺：对于既往直肠或会阴部手术史的患者，常规经直肠或经会阴前列腺穿刺无法顺利实施。可以在经会阴部超声引导下行前列腺穿刺活检；也可预先行多模态 MRI 或者 PSMA PET/CT 检查，明确可疑病灶，然后在 CT 扫描实时引导下经臀部肌群进行认知融合靶向穿刺。但是，此项技术需要有经验的术者实施，以避免直肠或者周围血管损伤。

靶向穿刺意义在于：降低漏诊率，对病灶直接进行精准的定位穿刺；减少穿刺误差，提高阳性检出率；减少并发症，有效防止尿道、直肠、精囊等损伤引起的血尿、便血、血精、术后感染等；减轻患者痛苦，精准定位可以大大减少穿刺针数，减轻患者穿刺过程的痛苦。

4. 前列腺穿刺活检报告 前列腺穿刺活检结束后一般 5～7 个工作日，各个医院具体出病理报告时间不一致，医院病理科会给您出具制式的病理报告，虽然不同医院的病理报告描述有不同之处，但是一般都涵盖了以下内容：包括患者基本信息、穿刺部位、穿刺针数、肿瘤组织学类型、肿瘤 Gleason 评分、肿瘤组织定量（即前列腺癌占穿刺组织的百分比），有无包膜外侵犯、脉管（淋巴管及血管）侵犯、神经周围侵犯及免疫组化的结果等。

（三）前列腺穿刺并发症

由于前列腺穿刺活检是一种有创的检查方式，如果操作不当，可能会出现一系列的并发症。

1. 感染 前列腺穿刺活检最严重的并发症是感染，多发生于经直肠穿刺活检，发生率为 1%～17.5%，主要原因是肠道准备不充分，导致肠道内细菌进入前列腺引起的感染，一般表现为发热和脓毒血症，如果处理不当有死亡的风险。为了预防感染的发生，穿刺活检之前要遵从医嘱进行充分的肠道准备，同时预防性应用抗生素。除此之外，如果患者在检查时患有急性前列腺炎或者尿路感染，一定要告知穿刺医师，因为急性感染期会大大增加穿刺活检感染并发症的发生率，此时应该推迟穿刺时间，等急性感染治愈后再行穿刺活检。

2. 出血 前列腺穿刺活检另一常见的并发症是出血，具体包括多种形式的出血，比如直肠出血、前列腺出血、血尿或血精等。出血的原因主要是穿刺针导致的直肠壁和前列腺周围静脉丛出血。实际上，因为肠道蠕动、尿液冲刷、射精活动等会导致血液渗出和血痂脱落，短期间断的出血是正常的，不必担心，只要自身凝血功能正常，多数出血可自行好转。

患者需要关注的是穿刺后的持续性出血，这种出血量大，多数不能自行止血，需要使用促凝血药物甚至手术止血。因为前列腺穿刺患者老年人居多，有很大一部分患者因为冠心病长期服用抗凝药物，抗凝药物会抑制自身凝血功能，增加穿刺活检出血的风险，所以，这个重要病史一定要提前告知检查医师，并在心内科医师指导下停抗凝药一段时间后方可进行穿刺活检。除此之外，前列腺穿刺活检的并发症还有急性尿潴留、迷走神经反射等。虽然上述并发症听起来非常可怕，但是只要患者遵守医嘱，实际临床上前列腺穿刺并发症的发生率并不高，因此，不必过分恐惧。

另外，有的患者担心前列腺穿刺活检是否会导致癌细胞播散，答案是否定的。因为前列腺穿刺器械设计非常成熟，穿刺针使用的是套管防护设计，即穿刺针有两层结构，外壳是保护通道，在穿刺针拔出的过程中可以避免肿瘤细胞的外漏，所以，穿刺活检后癌细胞不会随着穿刺针被带到周围组织，不会发生癌细胞的扩散。

（赵　健）

【专家点评】

前列腺超声检查极大地提高了泌尿科医师在早期可治愈阶段发现前列腺癌的能力，是一种简单快捷、性价比很高的前列腺癌影像学检查方法。经直肠超声能够清晰地显示前列腺的形态和结构，是临床最常用的超声检查入路。单纯的超声检查并不能直接确诊前列腺癌，但是超声引导下穿刺活检是确诊前列腺癌最可靠的方法。由于前列腺穿刺活检属于有创检查方式，所以，是否选择该方法需要严格遵守其适应证和禁忌证，最终目的是在保证准确率的前提下尽量选择风险最小的方式。即选择肿瘤检出率相同但感染等并发症发生率低的方法，所以，更推荐经会阴穿刺活检。

　　前列腺癌穿刺活检一般选择系统穿刺，但是，随着影像检查设备的更新换代，以及微创观念深入人心，靶向穿刺逐渐兴起，可在减少创伤的同时，提高检查的准确率。除了传统的多参数磁共振成像引导下靶向穿刺，影像融合靶向穿刺和认知融合靶向穿刺也逐渐崭露头角，为患者提供更多的选择。

第 10 章　前列腺磁共振成像的 PI-RADS 评分及靶向穿刺

前列腺癌的磁共振成像（MRI）诊断一直是前列腺癌诊断的重要内容，然而很多患者在收到 MRI 检查报告后，会对其报告内容产生困惑。那些报告上的学术名词如同加密的符文，让人难以捉摸。比如什么是 MRI 的影像报告和数据系统 PI-RADS 评分（Prostate Imaging Reporting and Data System，PI-RADS），1～5 分分别代表什么？分数是越高越好吗？等等疑问，本章将会简单介绍一下最常用的前列腺磁共振成像的 PI-RADS 评分，为大家解开心中的困惑。

一、前列腺 MRI PI-RADS 评分

（一）评分概述

PI-RADS 评分是基于多参数 MRI 图像，对前列腺癌发生的可能性进行不同程度的评分。它不仅在前列腺癌定位、分期、危险度评估及早期诊断中具有重要价值，也在前列腺癌 MRI 检查报告的诊断规范性上起到了指导作用。PI-RADS 评分主要参考 MRI 图像里的 T2WI、DWI 和动态对比增强（dynamic contrast enhanced，DCE）等综合图像表现，对出现有临床意义前列腺癌（Gleason 评分 ≥ 7 分，肿瘤体积 ≥ 0.5cm^3，前列腺癌侵破包膜或侵犯精囊腺）的可能性给出评分。

具体来说，PI-RADS 评分是根据 MRI 图像上疑似癌症区域的种种特征，比如信号强不强、形态是不是奇怪、边界清不清晰、是不是跑到前列腺外面去了，还有潜在的肿瘤大小等，来给病变打个分，从 1 分到 5 分，就像是给前列腺癌的风险水平和概率排了个队。其中，3 分是个分水岭，4 分和 5 分就像是亮起了红灯，表示恶性肿瘤的可能性比

较大了，这时候就需要结合穿刺活检等病理学方法，进一步明确诊断，详见表 10-1。

表 10-1 PI-RADS 评分及临床意义

PI-RADS 评分	临床意义
1 分	评分非常低，临床上意义重大的癌症不太可能出现
2 分	评分低，临床上意义重大的癌症不太可能出现
3 分	临界值，临床上有意义的癌症存在是模棱两可的
4 分	评分高，临床上可能存在癌症
5 分	评分非常高，临床上意义重大的癌症很可能存在
X 分	检查组件在技术上不充分或未执行

（二）前列腺不同区域评分标准

PI-RADS 评分系统还考虑了病变位于前列腺的不同区域（如外周带或移行带）对评分的影响。前列腺外周带病变以 DWI 评分为主，辅以 T_2WI 评分进行修正。前列腺移行带病变以 T_2WI 评分为主，辅以 DWI 评分进行修正。现将不同类型的评分标准及代表性图像罗列如下，以方便患者初步了解：

1. 对于外周带病变，以 DWI 评分为主，病变信号强度在视觉上与同一区域的正常前列腺组织平均信号相比较来评分。T_2WI 评分仅用于 DWI 不充分或不存在的情况下，进行综合 PI-RADS 评估，详见表 10-2 及图 10-1。

表 10-2 前列腺外周带评分标准

评分	标准
1	呈均匀高信号
2	线状、楔形或弥漫性轻度低信号，边界不清
3	信号强度不均匀或界限不清，呈圆形、中等低信号，包括其他不符合 2、4 或 5 分标准者
4	局限于前列腺内，边界清楚，均匀中等低信号病灶或肿块，最大径 < 15mm
5	与 4 分影像表现相同，但具有侵犯或突破前列腺包膜（局部隆起或宽基底相接处 ≥ 15mm）表现

PI-RADS 评分中外周带（PZ）DWI、ADC 标准

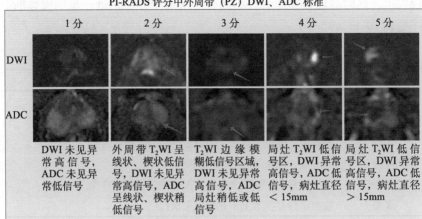

	1分	2分	3分	4分	5分
DWI					
ADC					
	DWI 未见异常高信号，ADC 未见异常低信号	外周带 T_2WI 呈线状、楔状低信号，DWI 未见异常高信号，ADC 呈线状、楔状稍低信号	T_2WI 边缘模糊低信号区域，DWI 未见异常高信号，ADC 局灶稍低或低信号	局灶 T_2WI 低信号区，DWI 异常高信号，ADC 低信号，病灶直径 < 15mm	局灶 T_2WI 低信号区，DWI 异常高信号，ADC 低信号，病灶直径 > 15mm

PI-RADS 评分中外周带（PZ）T_2WI 标准

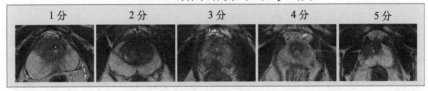

1分	2分	3分	4分	5分

图 10-1　PI-RADS 评分外周带评分标准及 MRI 图像

　　2. 对于移行带病变，通常以 T_2WI 评分为主，DWI 评分作为参考，用于修正总体评分，详见表 10-3 及图 10-2。

表 10-3　前列腺移行带评分标准

评分	标准
1	均匀中等信号强度，边缘清晰（正常）
2	局限性低信号或不均匀有包膜的结节，边缘仍清晰（前列腺增生）
3	边缘模糊，信号强度不均匀，包括其他不符合 2、4 或 5 分标准者
4	呈透镜状或边界不清，均匀中低度信号，最大径 < 15mm
5	影像表现同 4 分，但同时累及前纤维基质或外周带前角，最大径 ≥ 15mm

PI-RADS 评分中移行带（TZ）T₂WI 标准

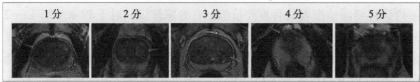

PI-RADS 评分中移行带（TZ）DWI、ADC 标准

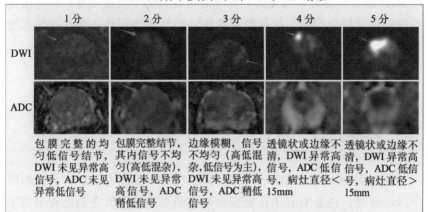

图 10-2　PI-RADS 评分中移行带评分标准及 MRI 图像

二、PI-RADS 评分指导前列腺穿刺活检

PI-RADS 评分系统主要用于评估前列腺 MRI 图像中的疑似癌症区域，但并不能直接确诊前列腺癌。前列腺穿刺活检是确诊前列腺癌的金标准，是目前唯一能够获取前列腺癌确诊信息的临床检测手段。对于 PI-RADS 评分怀疑肿瘤病变的患者，通常建议进行前列腺穿刺活检以获取更准确的诊断。

但是过分依赖前列腺穿刺活检容易造成过度诊断和医疗资源的浪费。将基于多参数 MRI 的 PI-RADS 评分和穿刺活检结合起来，通过 PI-RADS 评分来辅助穿刺的决策和获益的评估，对于减少筛查患者中接受活检的人数以及减少患者的活检针数有积极意义。

虽然没有明确的指南规定，将 PI-RADS 评分应用于前列腺穿刺活检的适应证。但是，PI-RADS 评分 3 分、4 分、5 分对临床有意义前列腺癌的阳性预测值分别为 16%、59%、85%。因此，该评分对于选择前列腺穿刺活检患者具有重要价值。有专家建议：对于 PI-RADS 1～2分的患者，如果未接受过穿刺活检或者既往活检报告为阴性、没有高风险、多参数 MRI 诊断为临床有意义前列腺癌的可能性低，不进行活检；对于 PI-RADS 3～5 分的患者，如果未接受过前列腺活检、多参数 MRI 诊断为临床有意义前列腺癌的可能性为中度或高度，需要接受系统穿刺或靶向穿刺。如果既往系统穿刺结果为阴性，建议行局部饱和靶向穿刺。

（赵　健）

【专家点评】

前列腺 MRI PI-RADS 评分是对前列腺 MRI 检查结果的量化和统一诊断标准，也是对临床诊断前列腺癌的必要依据。它的出现丰富了前列腺多参数 MRI 检查的内容，并且通过该评分系统，对患者罹患临床有意义前列腺癌的风险进行积极和有效的评估，在影像学诊断方面给患者提供了一项有价值的诊断依据。PI-RADS 评分将前列腺癌风险等级从低到高评为 1～5 分，其中 3 分为临界值，这也为患者后续的穿刺活检和治疗等干预措施提供了有意义的参考。

第 11 章　前列腺 PSMA PET/MRI 检查最准确吗

前列腺癌的影像学检查方法多种多样，从简单的超声到复杂的MRI，再到最先进的前列腺特异性膜抗原（prostate-specific membrane antigen，PSMA）PET/MRI。科技的进步使得检查设备不断更新，也使得检查的准确率不断提高。而最先进的 PSMA PET/MRI 检查真的最准确吗？

一、什么是 PSMA

PSMA 是一种跨膜蛋白，由 19 个细胞内部氨基酸，24 个跨膜氨基酸和 707 个细胞外氨基酸组成。在正常组织中，PSMA 定位于细胞质和前列腺导管周围顶端的上皮细胞。在发育不良或者癌变的前列腺组织中，PSMA 会从顶膜转移到导管的腔表面，并且非雄激素依赖性前列腺癌的肿瘤组织中 PSMA 表达更高。

PSMA 的生物学特性使其成为前列腺癌分子成像的理想靶点。其生物学特性包括：①在前列腺癌细胞中的表达是正常细胞的 100～1000倍。②在晚期和雄激素抵抗的前列腺癌细胞中表达更高。③ PSMA 可以增加放射性示踪剂在细胞内部的聚集，改善成像效果。

二、前列腺 PSMA PET/MRI 检查

（一）什么是 PET/MRI 检查

在正式介绍前列腺 PSMA PET/MRI 检查之前，先给大家普及一下有"医学影像皇冠上的明珠"之称的 PET/MRI 检查。PET/MRI 是将

PET（正电子发射计算机断层显像）的分子成像功能与 MRI（磁共振成像）卓越的软组织对比功能结合起来的一种新技术，是国际上最先进的医学影像诊断设备之一，只需要做一次扫描，就能同时完成 PET 和 MRI 的检查。该系统分别收集 PET 和 MRI 影像，可以对组织中扩散的病变细胞进行成像，融合了 PET 对病灶的敏感检测优势和 MRI 的多序列成像优势，PET/MRI 检查灵敏度高、准确性好，对肿瘤具有早期发现、早期诊断的价值。

PET/MRI 检查原理的先进性赋予其以下优势：①高安全性，PET/MRI 的 MRI 没有电离辐射，甚至无须磁共振造影剂，这极大减少了受检者的辐射损伤，真正做到了健康安全无创。②高分辨率，PET/MRI 相比于 PET/CT，具有良好的软组织分辨率和解析度，能更好地显示病变的形态和与邻近组织的关系，可以显示 PET/CT 无法显示的微小病变。③高准确度，PET/CT 中的 CT 主要起定位作用，而 PET/MRI 中的 MRI 功能更强大，MRI 多参数成像结合 PET 特异性分子探针，各种成像信息相互印证，确保结果的准确性。④高预见性，同时采集 PET 和 MRI 数据，获得病理及生理信息，有助于肿瘤、心血管疾病、早老性痴呆、癫痫、帕金森病等病变的早期发现，可以借助它提前得到诊治。⑤快速舒适，同时进行 PET 和 MRI 检查，让检查速度加快一倍，同时患者更加舒适和安全，尤其适用于健康体检。

第一个完全集成的全身 PET/MRI 系统，名为 Biograph mMR，是由西门子公司推出的。西门子 Biograph mMR 系统于 2011 年获得了 CE 标志和 FDA 批准（图 11-1）。第一台系统于 2010 年安装在慕尼黑工业大学，第二台系统于 2011 年安装在麻省总医院 Athinoula A. Martinos 生物医学成像中心。

第二个全身一体化 PET/MRI 系统是通用电气医疗集团推出的 Signa TOF PET/MRI（图 11-2）。该系统在 2014 年也获得了 510K 认证和 CE 标志，2014 年首次同时安装在斯坦福大学、加州大学旧金山分校和苏黎世大学。

首款国产全身一体化 PET/MRI 系统是 2017 年由联影医疗推出的 uPMR 790 TOF PET/MR 系统。该系统于 2019 年通过中国国家药品监督管理局认证，陆续于中山医院、中山大学肿瘤医院等装机使用（图11-3）。

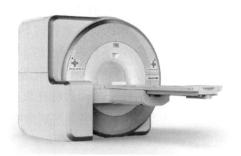

图 11-1　Biograph mMR 系统

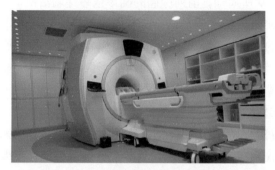

图 11-2　Signa TOF PET/MRI 系统

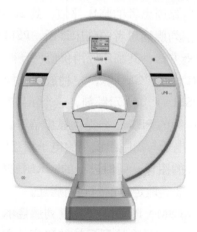

图 11-3　uPMR 790 TOF PET/MR 系统

前列腺癌是男性泌尿生殖系统最常见的恶性肿瘤，2020 年 WHO 统计数据显示前列腺癌是全世界男性第二常见的恶性肿瘤，也是男性恶性肿瘤死亡的第五大原因。2022 年美国新发前列腺癌患者 268 490 人，占男性所有恶性肿瘤的 27%，新增死亡例数将达 34 500 人，仅次于肺癌。2022 年中国癌症报告：前列腺癌新发病例约 13.4 万，死亡例数约 4.75 万。发病率和死亡率近年来持续上升，标化发病率约 9.68/10 万，标化死亡率约 3.26/10 万，虽然低于美国的标化发病率 115/10 万和标化死亡率 19/10 万，但可惜我国前列腺癌新发病例中 60%～70% 为高危或转移性前列腺癌。

从上述数据统计来看，前列腺癌已经成为国民公共卫生需要重点关注的疾病。众所周知，前列腺癌的确诊依靠穿刺活检，是有创伤的检查，而对于前列腺癌筛查来说，所有患者都做穿刺显然不可行，更是对医疗资源的巨大浪费。针对前列腺癌患者筛查，最便捷的方法是影像学检查，因此，前列腺癌患者的精准影像学评估成为最近研究的热点，也是实现前列腺癌患者个体化治疗的基石。

（二）PSMA PET/MRI 检查

随着对 PSMA 的深入研究，以及 PET/MRI 技术的不断成熟，两者结合的 PSMA PET/MRI 检查在前列腺癌诊断、分期、复发病灶探查等方面展现出良好的应用前景。从 2013 年 Afshar 等首次将 PSMA PET/MRI 检查应用于前列腺癌患者的临床评估，到 2020 年 FDA 正式批准 ^{68}Ga-PSMA-11 用于前列腺癌患者的临床诊断，PSMA PET/MRI 作为多参数 MRI 的互补检查方法，其临床应用价值已经得到广泛认可。

PSMA PET/MRI 使用 ^{68}Ga（镓，一种放射性同位素）标记的前列腺特异性膜抗原（PSMA）作为示踪剂，这个示踪剂会被前列腺癌细胞特异性地摄取，为后续的 PET 扫描提供显影信号。PET 扫描通过检测 ^{68}Ga-PSMA 发出的正电子与周围组织中的电子相互作用产生的 γ 射线，来形成前列腺癌病灶的图像。同时进行的 MRI 扫描提供了更详细的解剖学信息，有助于更准确地定位前列腺癌病灶。

研究表明，^{68}Ga-PSMA PET/MRI 在前列腺癌的初次诊断中显示出高灵敏度和特异度，尤其是在检测远处转移病灶方面。其对前列腺癌病灶的检出率显著高于多参数 MRI 和单纯的 PET/MRI。其次，PSMA PET/MRI 的高特异性对于 MRI PI-RADS 评分为 3 分（临界值）这类模棱两可的病变的诊断具有重要的辅助价值。另外，PSMA PET/MRI 可以实现对前列腺癌病灶的精准分期，其中 T 分期的准确度可以达到 82.5%。同样的，由于 PSMA PET 可以根据示踪剂浓聚诊断小至 2 mm 的无明显形态学改变的淋巴结转移，这样可以更早期发现转移灶。一项前瞻性研究探索了 ^{68}Ga-PSMA PET/MRI 引导穿刺活检的诊断效能，结果在 62% 的前列腺癌患者中发现了临床有意义前列腺癌，诊断灵敏度可达 96%，特异度为 81%，准确度达到 90%。对于复发性前列腺癌的诊断，PSMA PET/CT 的灵敏度为 93.2%，而 PSMA PET/MRI 的灵敏度可达到 98.8%。

（赵　健）

【专家点评】

前列腺 PSMA PET/MRI 检查，与其说是最准确的检查手段，倒不如说是最先进的检查方法。科学技术的进步使得 PSMA PET/MRI 同机采集成为可能，一站式获取 PSMA PET 图像及多参数 MRI 图像，实现结构、功能和分子影像在空间和时间上的匹配，提供代谢和功能的综合信息，并在一次检查中充分联合 PSMA PET 分子影像与 MRI 高软组织分辨率及多参数成像的优势，为前列腺癌的早期诊断影像学评估提供更多信息。PSMA PET/MRI 的推广应用不仅为前列腺癌筛查提供了更精准的无创影像学检查方法，也为前列腺癌个体化治疗提供了有力的技术支撑。

第12章 前列腺癌的分级分组（Gleason分级）与恶性程度关系

对于确诊前列腺癌的患者来说，最关心的问题莫过于自己所患的前列腺癌恶性程度高不高。如果是一般的肿瘤，临床医师可能会通过肿瘤的病理类型和肿瘤分期来预测，但前列腺癌却有着更为复杂的分类，它不仅仅遵循着病理与分期的常规法则，更拥有自己独一无二的分级分组——Gleason分级，以判断前列腺癌的恶性程度。因为该分级是基于肿瘤组织学形态评分，并且和患者的预后直接相关，因此，Gleason分级成为判断前列腺癌恶性程度、制订治疗方案和评估预后的重要指标。

一、Gleason分级与恶性度关系

Gleason分级最早于1966年由美国病理学家Donald F. Gleason提出。2014年国际泌尿病理协会（International Society of Urological Pathology，ISUP）专家共识会议对前列腺癌Gleason分级标准进行修订，更加详细和明确地界定了前列腺癌Gleason各级别的形态学标准。目前Gleason分级已得到广大泌尿外科医师和病理科医师的认可，详见表12-1。

表 12-1 前列腺腺癌 Gleason 分级标准

分级	组织学特征
1 级	单个的分化良好的腺体排列密集，形成界限清楚的结节
2 级	单个的分化良好的腺体排列疏松，形成界限较清楚的结节（可伴微小浸润）
3 级	分散、独立的分化良好的腺体

续表

分级	组织学特征
4 级	分化不良、融合的或筛状（包括肾小球样结构）的腺体
5 级	缺乏腺性分化（片状、条索状、线状、实性、单个细胞）和（或）坏死（乳头 / 筛状 / 实性伴坏死）

　　患者可能对前列腺癌 Gleason 分级有点陌生，但在医院检查时可能经常听到 Gleason 评分这个名词。实际上 Gleason 评分，就是将 Gleason 分级的级别进行数字化得到的分数，比如 1 级就是 1 分，5 级就是 5 分。由于 Gleason 分级是基于前列腺组织显微镜下的形态学表现划分的，从上表的分级标准可以看出，Gleason 分级 1 级组织的形态学表现更接近正常前列腺组织，表明它的分化程度高，对应的肿瘤恶性程度低。Gleason 分级 5 级组织的分化程度低，对应的肿瘤恶性程度高。即 Gleason 分级从 1 级到 5 级，组织分化越来越差，恶性程度越来越高（图 12-1）。

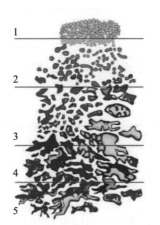

1. 小而密集的细胞，排列规则

2. 细胞间距增宽，较不规则

3. 浸润性明显

4. 腺体不规则融合

5. 几乎无腺样结构

图 12-1　Gleason 分级细胞形态

　　规范的前列腺癌 Gleason 评分＝肿瘤主要成分 Gleason 分级＋肿瘤次要成分 Gleason 分级。在这里，主要成分是指占优势面积的生长方式，次要成分是指不占主要面积，但至少占 5% 以上面积的生长方式，比如 Gleason 评分"4+3=7 分"。

虽然说 Gleason 分级在前列腺癌诊断中应用广泛，但是它并非适用于所有的前列腺癌患者。根据 2016 年第 4 版的《WHO 泌尿系统及男性生殖器官肿瘤分类》，将前列腺癌分为以下 8 种组织学类型：①腺泡腺癌；②导管腺癌；③导管内癌；④尿路上皮癌；⑤腺鳞癌；⑥鳞状细胞癌；⑦基底细胞癌；⑧神经内分泌肿瘤。Gleason 评分只适用于腺泡腺癌和导管腺癌。导管内癌是否适用 Gleason 评分仍然存争议。不过前列腺腺癌（腺泡腺癌＋导管腺癌）占所有前列腺癌的 95% 以上，所以，大多数前列腺癌患者是适用 Gleason 分级的。

对于具有内分泌治疗史的前列腺癌患者，由于内分泌治疗会使肿瘤性腺体减少，间质显著，癌细胞胞质透亮或空泡形成，部分细胞胞质溶解，细胞核固缩、深染，核仁不明显。对于这类前列腺癌患者是否进行 Gleason 评分，要依据前列腺癌内分泌治疗和放疗的治疗反应评估分组（基于美国安德森癌症中心评估标准）执行，详见表 12-2。

表 12-2　前列腺癌内分泌治疗和放疗的治疗反应评估分组

分组	肿瘤情况
0	无肿瘤
1*	前列腺腺癌伴有治疗反应（所有癌细胞均具有治疗反应）
2*	前列腺腺癌伴有部分治疗反应（具有治疗反应的癌细胞呈灶状分布）
3	前列腺腺癌不伴有治疗反应

* 对该组不进行 Gleason 评分评估

二、前列腺癌分级分组与恶性度关系

为了更好地评估前列腺癌患者的预后，2014 年国际泌尿病理协会（ISUP）专家共识会议提出了一套新的分级系统，该系统根据 Gleason 分级和疾病危险度的不同，将前列腺癌分为 5 个具有明显预后区别的分组，即前列腺癌分级分组（grading groups）系统，详见表 12-3。分级分组越高，患者的预后越差。其中在临床中较为常见的是 7 分组，虽然 3+4 和 4+3 都是 7 分，但是 4+3 组的前列腺癌患者肿瘤主要成分 Gleason 分级更高，含有更多分化差的肿瘤组织，因此，它的分级分组更高，预后也就更差。

表 12-3 ISUP 前列腺腺癌分级评分

分级分组	Gleason 评分
1	≤ 3+3=6 分
2	3+4=7 分
3	4+3=7 分
4	4+4=8 分；3+5=8 分；5+3=8 分
5	5+4=9 分；4+5=9 分；5+5=10 分

（赵　健）

【专家点评】

前列腺癌的 Gleason 分级系统是评估肿瘤恶性程度和预后的重要指标。该系统通过显微镜下的形态学观察，精细地将前列腺癌进行分级，从而指导临床治疗决策。Gleason 评分的引入，使得前列腺癌的评估更加量化和标准化，为医师和患者提供了更为明确的治疗方向。

随着医学的进步，国际泌尿病理协会提出新的分级分组系统，进一步完善了前列腺癌的评估体系，它不仅仅基于病理形态，还结合了疾病的危险度，为前列腺癌患者预后的判断提供了更为精准的参考。这种综合评估方式有助于我们为前列腺癌患者制订更加个性化的治疗方案，提高生存率和生活质量。在实际临床应用中，医师应根据前列腺癌患者的具体情况，结合 Gleason 分级和其他相关因素，进行全面的个体化的诊疗规划。

第13章 前列腺癌 TNM 分期代表什么

前列腺癌是男性常见的恶性肿瘤之一，早期发现和准确分期对于选择合适的治疗方案和预测预后至关重要。前列腺癌分期的确定依靠直肠指检、前列腺超声、磁共振成像、骨扫描、前列腺穿刺病理等检查。临床实践中，在所有诊断检查完成后，医师可以综合所有信息，对癌症的程度和位置做出有依据的推测，并进行 TNM 分期。这有助于我们去评估疾病的严重程度和预后，并确定最适合每个特定阶段的治疗方案。

一、分期系统的概述

前列腺癌的分期通常采用 TNM 系统，其中 T（tumor）表示原发肿瘤局部情况，N（node）表示淋巴结转移情况，M（metastasis）表示远处转移情况。目前，最常用的分期系统是美国癌症联合委员会 TNM 分期系统，它提供了一个标准化的分类系统，用于评估前列腺癌的临床阶段。

（一）T 分期

T 分期是用于描述原发肿瘤局部状况的重要标准，它主要依据肿瘤的大小、范围及是否侵犯周围组织来进行分类。这一分期通常通过直肠指检、前列腺超声、MRI 及前列腺穿刺活检的结果来确定，同时参考肿瘤病理分级和 PSA 水平。

具体来说，T0 期表示无原发肿瘤的证据。T1 期指的是肿瘤极其微小，且影像学也难以发现的临床隐匿肿瘤。这个阶段可以进一步细分为：T1a，偶发肿瘤体积小于切除前列腺组织的 5%；T1b，偶发肿瘤体积大于切除前列腺组织的5%；T1c，由于血清PSA升高等异常，经穿刺活检发现的肿瘤。

T2期则表明肿瘤仍然局限在前列腺内部，但已经可通过检查被触及或观察到。这个阶段也可以进一步细分：T2a，肿瘤累及前列腺单叶，但不超过该叶的1/2；T2b，肿瘤累及前列腺单叶并超过1/2，但仍限于该单叶内；T2c，肿瘤累及前列腺的两叶。

当肿瘤发展到T3期时，意味着它已经侵犯了前列腺周边的组织或器官。细分如下：T3a，肿瘤侵犯包膜外；T3b，肿瘤侵犯一侧或双侧精囊。

而T4期则是最为严重的情况，表示肿瘤已经固定或侵犯了除精囊外的其他邻近组织结构，例如膀胱颈、尿道外括约肌、直肠、盆壁等。

此外，在T分期中还有2个重要的概念：临床分期（clinical tumour，cT）和病理分期（pathological tumor，pT）。临床分期cT代表临床医师根据现有检查结果对疾病范围的最佳估计；而病理分期pT则是经过实验室组织病理学检查后，得出的更为精确的疾病范围评估。相较而言，pT分期因为基于实际的病理检查，所以，其准确性更高（图13-1）。

（二）N分期

N分期是用于评估前列腺癌是否已经扩散至淋巴结的关键指标。N0代表未检测到淋巴结转移，而N1则表明存在淋巴结转移。前列腺癌淋巴结转移的常见部位主要集中在盆腔区域，包括闭孔淋巴结、髂内淋巴结、髂外淋巴结，以及髂总淋巴结。由于这些淋巴结距离前列腺较近，因此，前列腺癌容易首先转移到这里。如果病情持续发展，前列腺癌也可能会转移到腹膜后淋巴结。这些转移过程可能会导致淋巴结肿大和疼痛等症状。淋巴结转移的状况是评估疾病蔓延程度及预后情况的重要考量因素，尤其对于那些准备接受治愈性治疗的患者而言，淋巴结转移可能意味着病情的恶化和不良的预后。

（三）M分期

前列腺癌的M分期主要是用于判断癌症是否已经发生远处转移。M0期表示没有发现远处转移，这意味着癌症尚未扩散到前列腺以外的

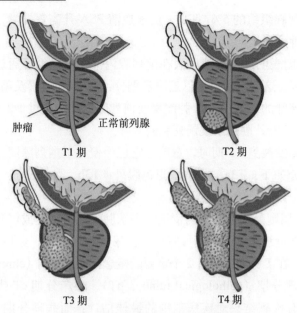

肿瘤　　　　　正常前列腺

T1 期　　　　　　　　　　　T2 期

T3 期　　　　　　　　　　　T4 期

图 13-1　前列腺癌 T 分期示意图

远处器官或组织。M1 期表示已经发现远处转移，这通常意味着癌症已经扩散到骨骼或其他远处器官，如肺、肝等。

在远处转移中，骨骼是前列腺癌最常见的转移部位之一，尤其是脊柱。另外，肋骨、耻骨、骨盆及四肢的长骨也都可能发生骨转移。除了骨骼，前列腺癌还可能转移到内脏器官，其中肺和肝脏是最常见的内脏转移部位。肺转移可能导致咳嗽、咯血、呼吸困难等症状，而肝转移则可能表现为肝大、黄疸和肝功能异常。前列腺癌的远处转移通常是疾病晚期的表现，这时治疗难度会增加，预后也相对较差。因此，对于前列腺癌患者来说，早期的筛查和诊断至关重要，以便及时发现并治疗肿瘤，防止其发生远处转移。

为了确定 M 分期，医师可能会使用全身核素骨显像、磁共振成像或其他影像检查方法来检测是否存在远处转移。这些检查方法有助于医师更准确地评估病情，从而制订更有效的治疗方案，TNM 分期详见表 13-1。

表 13-1　前列腺癌 TNM 分期系统

临床分期（cT）	病理分期（pT）***
Tx 原发肿瘤无法评估	pT2 局限于前列腺
T0 没有原发肿瘤证据	pT2a 肿瘤限于单叶的 1/2
T1 不能扪及和影像无法发现的临床隐匿性肿瘤	pT2b 肿瘤超过单叶的 1/2 但限于该单叶
T1a 在 5% 或更少的切除组织中偶然的肿瘤病理发现	pT2c 肿瘤侵犯 2 叶
T1b 在 5% 以上的切除组织中偶然的肿瘤病理发现	pT3 突破前列腺
T1c 穿刺活检证实的肿瘤（如由于 PSA 升高），累及单侧或者双侧叶，但不可扪及	pT3a 前列腺包膜外受侵（单侧或者双侧），或显微镜下可见侵及膀胱颈
T2 肿瘤可扪及，局限于前列腺之内 *	pT3b 侵犯精囊
T2a 肿瘤限于单叶的 1/2 或更少	pT4 肿瘤固定或侵犯除精囊外的其他邻近组织结构：如外括约肌、直肠、膀胱、肛提肌和（或）盆壁
T2b 肿瘤侵犯超过单侧叶的 1/2，但仅限于 1 叶	
T2c 肿瘤侵犯 2 叶	
T3 肿瘤侵犯包膜外，但未固定也未侵犯邻近结构	
T3a 包膜外侵犯（单侧或双侧）	
T3b 肿瘤侵犯精囊（单侧或双侧）	
T4 肿瘤固定或侵犯除精囊外的其他邻近组织结构：如外括约肌、直肠、膀胱、肛提肌和（或）盆壁	

区域淋巴结（N）	
Nx 区域淋巴结无法评估	pNx 无区域淋巴结取材标本
N0 无区域淋巴结转移	pN0 无区域淋巴结转移
N1 区域淋巴结转移	pN1 区域淋巴结转移

远处转移（M）**	
M0 无远处转移	
M1 远处转移	

临床分期（cT）	病理分期（pT）***
M1a 非区域淋巴结的转移	
M1b 骨转移	
M1c 其他部位转移，有或无骨转移	

注：*. 侵犯前列腺尖部或者侵入（不是超过）前列腺包膜不被认定为 T3 期，而被认定为 T2 期

**. 如果存在 1 处以上的转移，则按最晚期分类 M1c 为最晚期

***. 没有病理学 T1 分期

二、基于 TNM 分期的危险分组

　　欧洲泌尿外科学会在 TNM 分期和 Gleason 评分的基础上，提出了局部或局部晚期前列腺癌的危险分组。该分组是一个综合考量多个因素的评估体系，包括肿瘤大小、是否转移、血清 PSA 水平、Gleason 评分及 TNM 分期等。该危险分组的意义在于为临床医师提供一个全面、客观的评估工具，以便更好地了解患者病情、制订治疗方案并预测预后情况，详见表 13-2。

表 13-2　前列腺癌危险分组

低危	中危	高危	
PSA < 10ng/ml	PSA 10 ~ 20ng/ml	PSA > 20ng/ml	任何 PSA
GS* < 7	或 GS =7	或 GS > 7	任何 GS
cT1 ~ 2a	或 cT2b	或 cT2c	cT3 ~ 4 或临床诊断淋巴结转移
局限性		局部进展性	

注：*. GS=Gleason 评分

（王鹏超）

【专家点评】

前列腺癌的TNM分期系统是评估病情、选择治疗方案和预测预后的重要工具。该系统能够全面反映前列腺肿瘤的大小、位置、淋巴结转移及远处转移情况，为临床医师提供了有力的决策依据。然而，分期系统并非万能，它仍有一定的局限性，例如无法涵盖所有影响预后的生物学因素。因此，在应用分期系统时，医师需综合考虑患者的具体情况，包括年龄、身体状况及分子标记物等，以制订最合理的治疗方案。未来，随着医学研究的深入，我们期待前列腺癌的分期系统能更加完善，纳入更多有意义的生物学指标，从而更好地服务于前列腺癌患者，提升治疗效果和生活质量。

第14章　如何判断前列腺癌是否转移

前列腺癌是男性中最常见的泌尿生殖系恶性肿瘤。在诊断和治疗前列腺癌的过程中，判断其是否已转移对于确定合适的治疗方案尤为关键。接下来，我们将深入介绍前列腺癌的转移现象、常见的转移征兆及诊断方法，旨在帮助患者及时发现转移信号，从而为治疗提供有力的依据。

一、前列腺癌的转移概述

当前列腺癌细胞通过血液、淋巴或直接扩展的方式，迁移到其他部位并生成新的肿瘤时，我们称之为前列腺癌转移。这种转移是癌症发展中的一个重要标志，且对患者的治疗策略和预后有深远影响。

前列腺癌常倾向于转移到淋巴结和骨骼，特别是骨盆和脊柱部分。此外，肺部、肝脏和其他盆腔器官也可能成为转移的目标。一旦前列腺癌发生转移，通常意味着病情已进入较为严重的阶段，患者的预后也可能因此变差。所以，对前列腺癌的转移进行早期识别和管理至关重要。

二、前列腺癌的转移警示信号

1. *骨骼疼痛*　当前列腺癌细胞侵入骨骼，特别是脊柱、骨盆和股骨时，患者可能会感到这些部位出现疼痛或不适。这种骨痛可能逐渐加剧，尤其在夜晚或活动时更为明显（图14-1）。

2. *泌尿系统症状*　若前列腺癌蔓延至膀胱附近或尿道，可能会引发一系列与排尿相关的问题，例如尿频、排尿困难、尿流减弱、尿道刺激或尿中带血等。

3.持续的疲劳和体重减轻 由于肿瘤细胞的不断增殖和身体对疾病的应激反应，患者可能会出现持续的疲劳和体重下降。这些症状随着时间的推移可能会逐渐加重，对患者的生活质量产生影响。

4.淋巴结增大 如果前列腺癌已经转移到淋巴结，这些淋巴结可能会出现肿大和疼痛，常见的肿大位置包括腹股沟、颈部或锁骨附近区域。

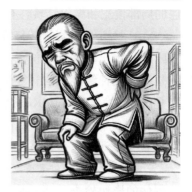

图 14-1 骨骼疼痛是预警信号

三、常用诊断方法

没有绝对准确的方法可以诊断前列腺癌是否已转移，但我们可以采用一系列检查来获得关于癌症转移的宝贵信息，从而辅助确定最适合的治疗方法。具体是否需要进行某项检查，取决于医师对癌症是否已转移的怀疑程度，以及每项检查所能提供的信息价值。

（一）血液检测

血清 PSA 测试是一种常见的血液检查。尽管 PSA 水平上升可能与前列腺癌有关，但这并不直接表示癌症已转移。因此，医师在 PSA 水平异常时，会综合考虑其他检查结果。

（二）前列腺影像学检查

1.前列腺MRI检查 这是评估前列腺健康状况的常用影像检查手段，它依赖磁场与无线电波来生成详尽的前列腺图像。平扫阶段的图像是在未使用任何造影剂的情况下获得的，这为我们提供了前列腺的基本视图。为了更深入地观察，需要进行增强扫描，即注射造影剂后的扫描，它可以突出显示前列腺的血流情况和异常血管分布。MRI 平扫与增强扫描的优势在于其高分辨率和对软组织的出色对比度，这为医师提供了丰富的信息。前列腺 MRI 检查不仅能够评估前列腺情况，还可以评估前列腺与周围组织的关系及癌组织周围侵犯情况，对于判断前列腺癌的局部侵犯和淋巴结转移有很好的指导作用。

MRI 检查在探测骨转移方面具有很高的灵敏度和特异度。它能够清晰地显示出转移灶的位置、范围及其对周围软组织的侵犯情况。特别是当存在神经症状的脊柱骨转移或当其他影像方法（如全身骨扫描和 CT 无法确定时），MRI 就成了首选的检查方法。然而，对于四肢长骨，特别是骨皮质的转移，MRI 的诊断能力相对有限。总的来说，MRI 检查是评估前列腺癌骨转移，特别是骨髓浸润情况的重要工具。

2. 骨扫描（全身核素骨显像）　是一种广泛应用于前列腺癌骨骼转移评估的影像检查方法。其工作原理是通过追踪骨骼各部位的异常代谢活动，来辅助医师判断是否存在癌细胞的骨转移。在进行骨扫描时，患者会被注射一种放射性示踪剂，如锝-99m（^{99m}Tc）标记的二膦酸盐。此示踪剂具有被骨骼吸收，并在放射性检测下发出特定信号的特性。在扫描图像中，健康的骨骼会显示出均匀的放射性信号。但若前列腺癌已转移至骨骼，那么转移区域的骨骼代谢会变得异常活跃，从而在图像上产生不正常的放射性聚集。这些扫描结果会由经验丰富的核医学科专家进行细致分析。骨转移通常会在图像上呈现为独特的印记或斑点状信号。医师会根据这些信号的分布、数量和特点来评估病情，并综合其他医学检查及临床表现进一步明确是否有骨转移。

但需明确的是，骨扫描虽然敏感，却并非特异性诊断工具。意味着它虽然能检测到骨骼中的异常信号，但无法确切指出这些异常是否完全由肿瘤引起，因为诸如骨折、关节炎或感染等其他疾病，也可能导致类似的信号变化。因此，骨扫描更多是作为初步筛查的工具，为后续更深入的诊断提供线索。

3. 正电子发射计算机断层显像（PET）

（1）PET-CT：将 PET 与 CT 融为一体，由 PET 提供病灶详尽的功能与代谢等分子信息，而 CT 提供病灶的精确解剖定位，一次显像可获得全身各方位的断层图像，具有灵敏、准确、特异及定位精确等特点，可一目了然地了解全身整体状况，达到早期发现病灶和诊断疾病的目的。

PET-CT 的原理在于追踪注射到患者体内的放射性标记物质（如

^{18}F-FDG 氟代脱氧葡萄糖）的代谢活动，以此揭示异常细胞的分布和活跃性。在前列腺癌的 PET-CT 检查过程中，首先，需要通过静脉注射将放射性示踪剂引入患者体内，例如 ^{18}F-FDG。此示踪剂会聚集在代谢活跃的癌细胞中，随后释放出正电子。PET-CT 扫描仪则能够捕获并记录这些正电子，进而生成反映前列腺区域代谢活动的图像。在图像中，正常的前列腺组织由于代谢率较低，因此，放射性信号相对较弱。相反，前列腺癌组织因其较高的代谢率，而显示出较强的放射性信号。医师通过对比异常与正常组织的信号强度，不仅能够确定癌症病灶的位置，还能评估其大小、范围及扩散情况。

PET-CT 在探测前列腺癌的淋巴结转移、骨转移及监测复发等方面具有显著优势，其高度的敏感性和特异性为医师提供了宝贵的诊断依据。然而，对于某些早期或低级别的前列腺癌，PET-CT 的敏感性可能会有所降低。考虑到 PET-CT 涉及放射性物质的使用，且价格较高，在某些特定情况下可能不是最佳选择，因此，医师在决定是否进行 PET-CT 检查时，会综合考虑患者的具体病情和其他影像检查的结果。通过 PET-CT 检查，医师能够更好地为患者制订最为精准和个性化的诊疗方案。

（2）PET-MRI：将 PET 与 MRI（磁共振成像）相结合，可以同时获得 PET 和 MRI 图像，也就是说，具备 MRI 的软组织高分辨率与多功能多参数的成像特性，又结合了 PET 的放射性示踪剂代谢高灵敏度及数据的定量化特性。PET-MRI 已经用于全身肿瘤诊断等多个领域，在反映解剖学结构形态和生理学功能信息方面具有独特优势。目前，已经在前列腺癌的诊断及转移灶的发现中得到了广泛应用。

（3）示踪剂：不同核素标记的示踪剂在前列腺癌 PET 诊断中发挥不同作用。比如：氟标记氟化钠（^{18}F-NaF）是最早应用前列腺的示踪剂，目前仅用于前列腺骨转移的筛查。^{18}F-FDG 是用全身肿瘤筛查的最常用的示踪剂，对于前列腺癌复发和转移部位筛查具有较好的敏感性。此外，^{18}F-乙基胆碱放射性示踪剂对于前列腺软组织转移具有一定的提示作用，但是对小的转移灶识别效能较差。随着相关技术进步，出现了专门针对前列腺癌的示踪剂。这种示踪剂选择前列腺特异性膜抗原（PSMA）

作为结合位点。

用放射性核素（如 ^{68}Ga-PSMA11、^{18}F-DCFPyL 等）标记靶向 PSMA 的分子探针，能够特异性结合前列腺组织，在前列腺癌中显示出良好的诊断效能，这就是在医师口中常听到的 PSMA-PET。结合了放射性同位素标记的 PSMA 靶向探针和 CT/MRI，通过在患者体内注射放射性 PSMA 探针，再结合成像技术，可以清晰地显示前列腺癌细胞的位置、数量和分布情况。在特异性和敏感性方面均明显优于传统影像学方法。PSMA-PET 推荐作为中高危前列腺癌初始分期或早期发现生化复发和可疑转移可靠检查方法。

对于可疑生化复发或转移的前列腺癌患者，应该如何选择 PET 检查，PET-CT 还是 PET-MRI 检查？两种成像模式哪个诊断性更好，仍存在争议。同时，两者的成像原理、适应证和禁忌证等均不相同。首先，成像原理不同：PET-MRI 主要是利用较强的外部磁场与人体当中的氢原子核，在特定射频脉冲作用时，产生的磁共振现象，最终通过专业设备成像的一种检查方式。而 PET-CT 主要是利用放射线对人体进行断层扫描，会对人体有一定的辐射，而 PET-MRI 对人体是相对安全。其次，适应证不同：PET-MRI 对软组织的分辨率比较高，所以，一般适合做头部、腹部及软组织等检查。PET-CT 对密度的分辨率更高一些，特别适合于头部、胸部及骨骼系统的检查。最后，禁忌证不同：PET-MRI 的禁忌人群包括装有心脏起搏器、电子耳蜗等电子装置的患者。而 PET-CT 的禁忌人群包括孕妇、碘过敏者、甲状腺功能亢进患者等。有文献报道：只有当 tPSA 高于 0.5μg/L 时，2 种显像方法诊断才存在显著差异。与 PET/CT 相比，PET/MRI 能提供更精确、更详细的解剖数据，特别是在软组织病变方面。这 2 种方法在早期诊断潜在前列腺癌复发及转移方面都非常有效，但需要进一步地对照研究来确定哪种方法最好。

总之，PET 在前列腺癌方面的应用最近几年取得了突飞猛进的发展，特别是 PSMA 以分子影像为靶点的 PET-CT 或 PET-MRI 已经开始广泛应用于临床，在了解相关知识的基础上，请相信医师会根据患者的实际情况选择适合的相关 PET 检查。

4.计算机断层扫描（CT） 对于前列腺癌诊断效能较差，CT检查主要用于因禁忌证不能进行MRI扫描的患者，主要目的是了解前列腺邻近组织有无肿瘤侵犯及盆腔内有无肿大淋巴结，其次，肺部CT有助于了解有无肺部及纵隔淋巴转移情况。

（王鹏超）

【专家点评】

前列腺癌转移是癌症进展的重要标志，对治疗策略和预后有深远影响。

> 前列腺癌的转移警示信号包括骨骼疼痛、泌尿系统症状、持续疲劳和体重减轻，以及淋巴结增大等。目前常用的诊断方法包括血清PSA检测、骨扫描、MRI、PET-CT/MRI和PSMA PET-CT/MRI。

这些医学检查在检测前列腺癌是否已转移到前列腺以外极具价值，为我们提供了癌症的全面信息，从而协助我们选定最佳治疗方案。然而，任何一种检查方法都不是百分之百准确的，综合运用这些方法才能够为前列腺癌转移灶的早期发现和后续治疗提供坚实基础。

第 15 章　检查怀疑前列腺癌，但穿刺阴性怎么办

当前，所有癌症的确诊依赖于病理组织学检查，而前列腺穿刺活检是诊断前列腺癌的最重要手段。它以微创之姿，深入前列腺腹地，巧妙而精准地撷取那些藏匿于组织深处的病理线索。然而，前列腺穿刺活检存在局限性，临床实践中可能出现 PSA 升高，超声、磁共振成像等影像学检查高度怀疑有前列腺癌病灶，但是穿刺活检阴性。如果出现上述情况，可以参考本章内容。

一、理解阴性结果的意义

前列腺穿刺活检是诊断前列腺癌的关键步骤。阴性结果具有 2 种含义：①患者未发生前列腺癌，其表现出的异常症状、体征及辅助检查是由于其他原因引起的。②患者确有前列腺癌，前列腺穿刺活检未能穿刺到癌症病灶，表现出假阴性结果。

因此，即便前列腺穿刺活检的结果为阴性，我们只能说在被检查的组织样本中未发现癌症，而不能彻底排除罹患前列腺癌的可能性。为了安全起见，我们仍建议定期进行血清 PSA 水平测试、前列腺超声等影像学检查，必要时，3 个月后重复前列腺穿刺活检，以便及时发现并应对任何潜在的健康风险。

二、为什么会出现阴性结果

虽然各种辅助检查，如血清 PSA 升高、直肠超声或者磁共振成像检查等出现异常，但是这些检查仅能对前列腺癌的存在及前列腺癌的

位置起到提示作用。无论是前列腺系统穿刺活检还是靶向穿刺活检，由于无法获取到全部的前列腺组织，所以，穿刺活检无法保证完全准确，存在一定的漏诊可能，特别是在前列腺癌早期，病灶较小。除此之外，特定部位的前列腺癌，如发生于前列腺腹侧的肿瘤，由于解剖结构的限制，两种穿刺方式（经会阴和经直肠）精准穿刺到癌组织均有一定的难度。因此，尽管患者确实发生了前列腺癌，仍有可能出现穿刺阴性（图 15-1）。

病理标本检查报告单

病理号：

姓名：　性别：　年龄：　岁　出生地：　门诊号：

送检科室：泌尿外科一病区　送检医生：　送检日期：　住院号：

检查所见：

1.（前列腺左外上）灰白色穿刺组织1条，大小0.6x0.1x0.1cm，质软。
2.（前列腺左外中）灰白色穿刺组织1条，大小1x0.1x0.1cm，质软。
3.（前列腺左外下）灰白色穿刺组织1条，大小1.2x0.1x0.1cm，质软。
4.（前列腺右外下）灰白色穿刺组织1条，大小1.2x0.1x0.1cm，质软。
5.（前列腺右外中）灰白色穿刺组织1条，大小1x0.1x0.1cm，质软。
6.（前列腺右外上）灰白色穿刺组织1条，大小0.6x0.1x0.1cm，质软。
7.（前列腺右中上）灰白色穿刺组织1条，大小1x0.1x0.1cm，质软。
8.（前列腺右中下）灰白色穿刺组织1条，大小0.8x0.1x0.1cm，质软。
9.（前列腺左中下）灰白色穿刺组织1条，大小1x0.1x0.1cm，质软。
10.（前列腺左中上）灰白色穿刺组织1条，大小1x0.1x0.1cm，质软。
11.（前列腺左尖）灰白色穿刺组织1条，大小0.4x0.1x0.1cm，质软。
12.（前列腺右尖）灰白色穿刺组织1条，大小0.6x0.1x0.1cm，质软。

病理诊断：

（左外下）前列腺组织内见小灶异型增生的腺体，建议免疫组化进一步明确诊断。
（右中上、右外下、右外中）前列腺组织内见少量腺体呈低级别上皮内瘤变。
（左外上、左外中、右外上、右中下、左中下、左中上、左尖、右尖）前列腺增生症。

附　图：

诊断日期：

签　名：

取材医生：

复诊医生：　初诊医生：

图 15-1　前列腺穿刺病理报告

三、是否需要重复活检

关于是否需要重复进行前列腺穿刺活检，这主要取决于多个因素，包括前列腺癌的疑似风险、血清 PSA 水平的变化趋势，以及患者的具体症状和医师的综合评估。

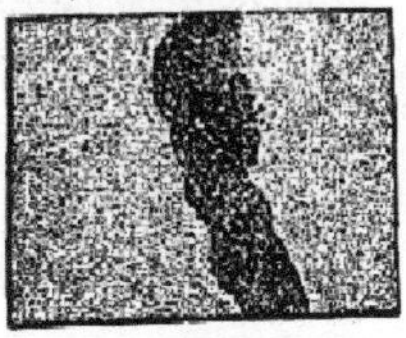

　　首先，如果初次活检结果呈阴性，即未检测到癌细胞，但医师根据临床情况高度怀疑前列腺癌的存在，那么可能会建议在几个月后再次进行穿刺活检，这样做是为了确保不会遗漏任何潜在的癌变组织。其次，若患者在初次活检后无明显不适症状，且复查过程中未发现异常增大或其他可疑征象，通常无须重复穿刺活检。然而，如果患者出现疼痛、肿胀等明显症状，或者在复查中观察到显著的病变进展，那么重复穿刺活检就变得十分必要，以进一步明确病变性质。此外，如果患者的肿瘤标志物，如血清 PSA 水平，持续异常升高，这也可能提示需要重复穿刺活检，以排除前列腺癌的可能性。同时，初次穿刺活检的标本量和组织类型也是考虑重复穿刺活检的重要因素。如果初次穿刺活检的标本量不足或组织类型不典型，可能导致假阴性结果，此时重复穿刺活检就显得尤为重要。

　　值得注意的是，在随后的穿刺活检中发现的前列腺癌往往处于较早期阶段，恶性程度相对较低。这是因为前列腺癌的发展和扩散需要时间，而随后的穿刺活检通常会在前列腺癌进一步发展之前进行取样。因此，如果初次穿刺活检未发现癌细胞，而医师建议进行后续的重复穿刺活检时，患者应积极配合，以便尽早发现并治疗可能的前列腺癌，这样做有助于提高前列腺癌治愈率和患者生活质量。

四、活检发现前列腺上皮内瘤变（PIN）如何应对

　　前列腺上皮内瘤变（prostatic intraepithelial neoplasia，PIN）是前列腺组织导管和腺泡上皮出现的一种病理性改变。相较于传统术语如不典型增生，PIN 这一术语更为精准地描绘了该病变的性质及其潜在发展。尽管 PIN 具有肿瘤性生长的特点，但它尚未演变为浸润性癌变。然而，值得关注的是，PIN 具备逐步发展为浸润性癌变的潜能，因此，被视为前列腺癌的癌前病变。

　　在活检确认 PIN 病变后，应密切监测其进展情况，并在必要时进行重复穿刺活检，以预防其恶化为浸润性癌变。若穿刺活检结果显示存在高级别的 PIN，则可能需要进行第二轮活检，尤其要重点关注前

列腺的两侧和顶端区域，因为这些解剖部位容易发生前列腺癌的漏诊。通过上述措施，我们能够更有效地诊断并监控前列腺癌的发展，从而为患者提供更精准的治疗方案。

五、如果在穿刺活检检查中找到了前列腺上皮内瘤变（PIN），是否需要进一步综合治疗

事实上，尽管 PIN 与前列腺癌有一定的关联性，但 PIN 本身并不直接构成生命威胁。此外，前列腺癌的炎症反应或其他刺激因素有时也可能引发类似非典型性的组织变化。因此，仅基于这些可疑的组织变化就进行治疗是不恰当的，也可能过于激进。只有在确切诊断为真正的前列腺癌后，我们才能进一步讨论并制订合适的治疗方案。这样的做法既科学又稳妥，能够确保我们针对真正的癌变病灶进行有效治疗。

六、如果活检呈阴性，检查后应该如何自我监测

这主要取决于患者的年龄及医患双方对病情的关注程度。在大多数情况下，建议患者在 3～6 个月后再次复查血清 PSA 水平。若复查时血清 PSA 水平保持稳定，那么可以在 6 个月后再次进行检测。如果血清 PSA 水平仍然没有明显变化，那么每 6 个月或每年进行一次检查就足够了。此外，如果医师对病情有所顾虑，还可以考虑检测 PSA 密度，并结合其他影像学辅助检查来综合评估病情，从而更全面地了解前列腺的健康状况。这样的监测策略旨在及时发现并跟踪任何潜在的前列腺癌风险。

（王鹏超）

【专家点评】

　　前列腺穿刺活检是诊断前列腺癌的最重要手段。由于穿刺活检的局限性，临床实践中可能出现血清 PSA 升高，直肠超声、磁共振成像等检查高度怀疑前列腺癌病灶，但是前列腺穿刺活检的结果为阴性的情况。前列腺穿刺活检阴性结果不能彻底排除罹患前列腺癌的可能性，需要遵从医嘱定期检查，如果血清 PSA 水平持续升高，直肠指检提示前列腺存在结节，超声、磁共振成像等影像学检查提示病灶出现增长等情况，需要重复穿刺活检。前列腺上皮内瘤变是前列腺癌的癌前病变，如出现前列腺上皮内瘤变，应该提高警惕，密切监控，必要时重复穿刺活检。

第三篇　前列腺癌治疗

第 16 章　前列腺癌治疗方法有哪些

一旦被诊断出患有前列腺癌，患者便如同站在了十字路口，需要面临多种治疗方案选择。临床分期与病理分级，如同迷雾中的指南针，虽不能完全驱散所有疑惑，却能为患者指明治疗的大致方向。然而，真正的挑战在于，这不仅是与病魔的斗争，更是患者对整体健康状况、预期寿命、生活质量的渴望，下面我们将详细介绍前列腺癌的六大基本治疗方法，并讨论他们各自的适用范围和潜在风险。

一、基本治疗方法（图 16-1）

（一）主动监测

1. 适用范围　主动监测特别适用于低危或因健康状况不适合立即进行积极治疗的前列腺癌患者。

2. 实施细节　在主动监测期间，患者将定期（通常每 3 ～ 6 个月）进行血清 PSA 检测、直肠指检和经直肠超声检查，以便及时发现肿瘤的进展。这种方法旨在避免不必要的治疗及其带来的副作用，同时，保持对患者病情的密切监控。

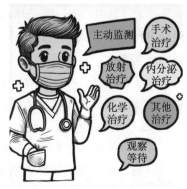

图 16-1　前列腺癌的基本治疗方法

3.潜在风险　虽然主动监测可以减少治疗带来的副作用，但也存在肿瘤进展未被及时发现的风险。

（二）手术治疗

1.适用范围　手术治疗特别是根治性前列腺切除术，是早期、局限性前列腺癌患者的首选治疗方法。

2.手术详情　手术包括切除整个前列腺及周围可能受累的组织。在某些情况下，可能还会进行盆腔淋巴结清扫以检查肿瘤是否扩散。

3.潜在风险　手术可能带来一系列并发症，包括性功能障碍、尿失禁、肠道问题等。因此，选择手术治疗前需要充分评估患者的整体健康状况。

（三）放射治疗

1.适用范围　放射治疗适用于各个阶段的前列腺癌，特别是对于那些不适合手术或选择非手术治疗的患者。

2.治疗方式　放射治疗可以通过外部放射（外照射）或内部放射（放射性粒子植入，即内照射）进行。其目标是精确地定向杀死癌细胞，同时，尽量减少对周围健康组织的损伤。

3.潜在风险　放射治疗可能导致膀胱或肠道刺激症状、性功能障碍等副作用。长期副作用还包括肠道或膀胱的慢性炎症。

（四）内分泌治疗

1.适用范围　内分泌治疗是针对依赖雄激素生长的前列腺癌的有效方法，特别是在前列腺癌的晚期或转移性阶段。

2.治疗机制　通过降低体内雄激素水平或阻止其作用，减缓或阻止癌细胞的生长。通常通过给予抗雄激素药物或促性腺激素释放激素类似物来实现。

3.潜在风险　内分泌治疗可能导致一些副作用，包括性功能障碍、骨质疏松、潮热、体重增加等。

（五）化学治疗

1.适用范围　化学治疗主要用于治疗已经扩散到前列腺腺体以外的前列腺癌，尤其是对抗雄激素治疗不再敏感的前列腺癌。

2.**药物选择**　常用的化疗药物包括多西他赛、卡巴他赛等，药物通过干扰癌细胞的生长和分裂起作用。

3.**潜在风险**　化疗药物可能带来一系列不良反应，如恶心、呕吐、脱发、疲劳及骨髓抑制（影响血细胞生成）等。

（六）其他创新治疗方法

1.**适用范围**　对于特定患者，可能还会考虑其他治疗方法，如冷冻治疗（通过极端低温杀死癌细胞）、高能聚焦超声（利用高强度聚焦超声能量破坏癌细胞）或组织内肿瘤射频消融（利用射频能量破坏癌细胞）。

2.**技术前沿**　这些技术通常用于早期前列腺癌或作为辅助治疗手段，旨在提供更小侵入性、更精确的治疗方式。

3.**潜在风险**　这些新技术的长期效果和副作用尚在研究和评估中，因此，患者在选择时应谨慎并咨询专业医师。

（七）观察等待

1.**适用范围**　针对那些已经明确诊断为前列腺癌、预期寿命较短、不愿或无法接受主动治疗的患者。这种方法主要是为了避免治疗带来的不良反应及对生活质量的影响。

2.**实施细节**　在观察过程中，并没有固定的随访方案，只有当前列腺癌患者出现局部或全身症状（例如疼痛、与骨骼相关的问题、血尿、尿潴留等）时，才会采取一些缓解症状的治疗手段，如对症治疗、姑息性放疗或内分泌治疗。

3.**潜在风险**　由于观察等待策略可能在疾病进展后才进行治疗，这可能延误治疗时机，并增加患者出现并发症的风险，如尿潴留、病理性骨折等。这些并发症不仅会影响患者的生活质量，还可能增加治疗的复杂性和难度。

面对前列腺癌的治疗选择，患者应充分了解每种方法的利弊，并与医疗团队紧密合作，制订个性化的治疗方案。治疗不仅仅是消除肿瘤，还包括维持或提高患者的生活质量。因此，综合考虑患者的整体情况，选择最合适的治疗方法至关重要。

二、治疗方案的选择

（一）极低危局限性前列腺癌的治疗方法

极低危局限性前列腺癌的治疗方法包括主动监测、根治性前列腺切除术、放射治疗等，详见表16-1。

表 16-1　极低危局限性前列腺癌的治疗

可选方案	Ⅰ级推荐	Ⅱ级推荐	Ⅲ级推荐
初始治疗	主动监测	观察等待	针对前列腺的其他局部治疗
	根治性前列腺切除术		
	外照射放疗或近距离放射治疗		

（二）低危局限性前列腺癌治疗方法

低危局限性前列腺癌治疗方法包括主动检测、根治性前列腺切除术、放射治疗、药物治疗等，详见表16-2。

表 16-2　低危局限性前列腺癌的治疗

可选方案	Ⅰ级推荐	Ⅱ级推荐	Ⅲ级推荐
初始治疗	主动监测	观察等待	针对前列腺的其他局部治疗
	前列腺根治性切除术		
	放射治疗		
根治术后的辅助治疗	外照射放疗（术后无淋巴结转移，但病理有不良预后征象）		
	雄激素剥夺治疗（术后有淋巴结转移）		
	观察随访（术后无淋巴结转移）		

（三）中危局限性前列腺癌的治疗方法

中危局限性前列腺癌的治疗方法包括根治性前列腺切除术、放射治疗、药物治疗等，详见表16-3。

表 16-3　中危局限性前列腺癌的治疗

可选方案	Ⅰ级推荐	Ⅱ级推荐	Ⅲ级推荐
初始治疗	前列腺根治性切除术加或不加盆腔淋巴结清扫术	外照射放疗不伴同期雄激素剥夺治疗	主动监测
		近距离放射治疗或针对前列腺的其他局部治疗	
	外照射放疗加或不加雄激素剥夺治疗（同期4～6个月）	外照射放疗联合近距离放疗加或不加雄激素剥夺治疗（同期4～6个月）	
根治术后的辅助治疗	外照射放疗（术后无淋巴结转移，但病理有不良预后征象）	随访（术后无淋巴结转移）	
	雄激素剥夺治疗（术后有淋巴结转移）	放射治疗（术后有淋巴结转移）	

（四）高危和极高危局限性前列腺癌的治疗方法

高危和极高危局限性前列腺癌的治疗方法包括根治性前列腺切除术、放射治疗、药物治疗等，详见表 16-4。

表 16-4　高危和极高危局限性前列腺癌的治疗

可选方案	Ⅰ级推荐	Ⅱ级推荐	Ⅲ级推荐
初始治疗	前列腺根治性切除术＋盆腔淋巴结清扫术	外照射放疗＋雄激素剥夺治疗（2年）＋阿比特龙	观察（预期寿命≤5年）
	外照射放疗＋雄激素剥夺治疗	姑息性雄激素剥夺治疗	
	放射治疗＋近距离放疗＋雄激素剥夺治疗		
根治术后的辅助治疗	雄激素剥夺治疗＋/- 外照射放疗（术后有淋巴结转移）	外照射放疗加或不加雄激素剥夺治疗（术后无淋巴结转移，但病理有不良预后征象）	

可选方案	Ⅰ级推荐	Ⅱ级推荐	Ⅲ级推荐
	外照射放疗（术后无淋巴结转移，但病理有不良预后征象）	观察随访（术后无淋巴结转移）	

（五）区域淋巴结转移前列腺癌的治疗方法

区域淋巴结转移前列腺癌的治疗方法包括根治性前列腺切除术、盆腔淋巴结清扫、放射治疗、药物治疗等，详见表 16-5。

表 16-5 区域淋巴结转移前列腺癌的治疗

可选方案	Ⅰ级推荐	Ⅱ级推荐	Ⅲ级推荐
初始治疗	前列腺根治性切除术 + 盆腔淋巴结清扫术	外照射放疗 + 雄激素剥夺治疗 + 阿比特龙	观察（预期寿命≤5年）
	雄激素剥夺治疗（2～3年）+ 外照射放疗	外照射放疗 + 雄激素剥夺治疗（2年）	
	雄激素剥夺治疗		
根治术后的辅助治疗	雄激素剥夺治疗		
	雄激素剥夺治疗 + 外照射放疗		

（六）转移性前列腺癌的治疗方法

转移性前列腺癌指的是肿瘤细胞已经从前列腺扩散到淋巴结、骨髓或其他部位。治疗这一阶段的前列腺癌需综合考虑患者的年龄、身体健康状况及预期生存率。积极地早期治疗，而非等待前列腺癌引发并发症后再进行干预，早期积极干预有助于延长前列腺癌的复发时间，甚至可能在一定程度上延长患者的寿命。

（王鹏超）

【专家点评】

　　前列腺癌的治疗方法包括主动监测、手术治疗、放射治疗、化学治疗、内分泌治疗和新兴的微创治疗。在选择治疗方法时，不仅需要考虑前列腺癌的危险分组，是否转移等，还需要深入考虑患者的身体状况、年龄以及可能存在的并发症等诸多因素。因此，患者在接受治疗前，应全面了解自身的病情及各种治疗方法的利弊。与医师的充分沟通和讨论至关重要，以便共同制订出最适合患者的个性化治疗方案。在治疗过程中，患者应保持积极乐观的心态，并全力配合医师的治疗建议，以期达到最佳的治疗效果。

第 17 章　如何选择治疗方法：是由医师还是患者决定

　　面对前列腺癌各种治疗方法的选择，许多患者和家属可能会感到迷茫。是完全依赖医师的建议？还是在医师的详尽介绍下，自己选择治疗方案？其实，如果患者和家属对治疗方案不太了解，那么最佳的做法是听取专业医师的建议。医师会从患者的个体情况及结合专业的角度出发，推荐最有利的治疗方案。虽然医师会为患者提供多种治疗方案，但会详细分析每种治疗方案的优缺点，以帮助患者和家属做出最佳的选择。然而，如果患者或家属对疾病和治疗方法有一定的了解，并且希望在治疗过程中有更多的自主权，那么阅读本章节内容，了解内容细节以后，再与专业医师进行充分的沟通。

一、谁来决定治疗方案

　　过去，由于信息的不对称，医师常根据患者的病情和自己的判断来制订治疗方案，与患者的沟通较少。现在，随着互联网信息的普及，患者能更了解自己的病情，并希望在治疗决策中发挥自己的作用。医师在接诊后，会综合考虑患者的病史、体检和各种检查结果做出诊断和治疗选择。但同种疾病在不同患者身上可能需要不同的治疗方法，因为患者的年龄、基础疾病、经济条件和医疗环境等都会影响治疗的选择和效果。因此，医师需要为每位患者制订个性化的治疗方案，并鼓励患者及其家属积极参与治疗决策。以前列腺癌的内分泌治疗为例，有手术和药物 2 种去势方法（去势是一种消除性激素分泌的治疗手段，目的是降低或阻断雄激素对前列腺肿瘤的作用，抑制肿瘤的生长）。手术去势是指切除双侧睾丸以抑制雄激素分泌，进而抑制前列腺肿瘤细胞的生长。手术去势费用低、效果迅速，但会对患者造成身心创伤。药物去势无创、保留男性器官，但费用高且起效慢。对于这 2 种方法的选择，年轻患者更倾向于药物去势以保全男性器官，而年长患者更愿意选择手术去势。在这种情况下，医师会尊重患者的个人意愿选择。

最后，患者在做决策时，不应该轻信他人的非专业意见。放、化疗等治疗的副作用因人而异，只有循证医学支持的证据才具有临床参考价值。患者应听取医师的专业分析和建议，再做出最适合自己的选择。

二、如果医师和患者对治疗方案产生分歧该怎么办

治疗前列腺癌的最佳方案往往没有标准答案，医师的建议是基于他们的专业知识和临床经验，但最终的决策应该是患者和医师充分沟通后制定的。当患者和医师在治疗选择上产生分歧时，不要着急，以下是一些有用的建议。

（一）坦诚沟通

首要任务是患者与专业医师坦诚沟通，患者可以询问医师为什么推荐特定的治疗方案，以及他们认为对患者有利的理由，或者问医师为什么不同意患者的观点，或许医师能提供一些更加有说服力的理由。

（二）寻求其他医师意见

有时候，不同的医师可能会提供不同的治疗建议，这是正常的情况，因为前列腺癌治疗的方法各有优缺点，治疗没有统一标准答案。如果患者对医师的建议感到疑虑，可以考虑咨询其他医师，这有助于患者更全面地了解适合自己的治疗方案。

（三）权衡风险和益处

仔细考虑不同治疗方案的风险和益处，了解各种治疗方案可能出现的副作用、手术风险、并发症、治疗费用和康复时间等，与医师一起讨论这些内容，以便患者可以做出更明智的选择。

（四）尊重专业建议

患者应知道医师是受过专业培训的专家，他们的建议是基于丰富的医学知识和临床经验而做出的。尽管患者的个人意见很重要，但最

终的决策通常应考虑医师的专业建议。

三、不要轻易跟医师说我认为什么治疗方案最好

对于前列腺癌的治疗，医师和患者都常会面临艰难的选择，但医学是一个高度专业化的领域，医师经过多年的培训和临床经验的积累，他们给出的治疗方案一般是专业合理的。因此，不要轻易断言自己认为哪种治疗方案最好。以下是为什么应该听从医师建议的原因。

（一）专业知识和经验

医师拥有深厚的专业知识和经验，他们的建议是基于科学研究数据和患者实际治疗情况，他们曾遇到无数前列腺癌的患者，临床经验自然较为丰富。

（二）个体化的诊断

前列腺癌在每个患者身上都有不同的表现，包括肿瘤的类型、大小和分级。医师能够通过详细的诊断技术来确定患者的具体情况，并基于这些信息制订个性化的治疗计划。

（三）综合考虑风险和收益

前列腺癌患者治疗通常伴随着风险和收益的权衡，医师可以帮助患者详细了解不同治疗方案的潜在风险、副作用和预期效果，从而帮助患者做出明智的选择。

（四）持续监测和调整

前列腺癌患者治疗是一个动态的过程，中途可能需要调整治疗方案。医师会根据患者的治疗效果和病情的发展，及时调整治疗方案，以确保患者获得最佳的治疗效果。

（五）防止盲从和不必要的焦虑

盲目地在网上搜索治疗信息或轻信他人的治疗建议，很可能会带来误导，进而产生不必要的焦虑。相比之下，医师的治疗建议是建立在科学随访证据和丰富的临床经验基础之上的，这可以有效地避免患者受到错误信息的引导，并减轻患者的焦虑情绪。在诊疗过程中，患者的参与和对治疗方案的理解至关重要。但请时刻牢记，医师是患者

治疗团队中的核心专家，他们的建议值得患者深思借鉴。不建议患者单凭个人判断就断定哪种治疗方案最优，而应该在医师的专业指导下，做出最明智的决策，从而确保患者能够获得最佳的前列腺癌治疗效果（图 17-1）。

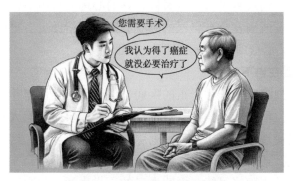

图 17-1　应该听从医师的建议

四、有时需要坦然接受现实

前列腺癌是一种常见的男性恶性肿瘤，治疗过程可能会令人感到害怕，甚至恐慌。然而有时候，患者需要坦然接受现实，并采取适当的措施才是好的应对方法，快乐度过余生。

（一）治疗效果可能有限

尽管目前医学取得了显著发展，但并非所有前列腺癌都可以获得良好的治疗效果。有时候，治疗的目标仅仅是延长前列腺癌患者生存时间、减轻症状或延缓癌症的进展。在这种情况下，患者需要理解治疗的实际目标，以避免过高的期望带来落差感。另外，前列腺癌手术治疗通常伴随着并发症，如尿失禁、勃起功能障碍等。这些并发症可能会对患者的生活造成影响，坦然接受这些可能出现的并发症，并与医师一起探讨如何应对它们，可以减轻患者的焦虑和不安。

（二）生活的调整

尽管前列腺癌可能会影响患者的正常生活，但仍然有许多方法可以保证生活质量。健康的饮食、适量的运动和积极的生活方式可以提高患者的精神和体力，这些改变有助于维护患者的健康和提高生活质量。

（三）心理支持的重要性

患者在前列腺癌的治疗过程中，患者可能会因为不可预测的疾病预后而感到害怕或者恐惧，这时候良好的心理支持就非常重要。可以与家人、朋友或病友分享自己的感受和疑虑，帮助患者更好地应对情感上的挑战，必要时寻求心理医师的帮助。

（四）活在当下

虽然前列腺癌是一种严重的疾病，但生活仍然值得珍惜。不要让癌症成为您生活的唯一焦点，尝试寻找快乐，享受与家人和朋友的亲密时光。接受现实并积极治疗前列腺癌是非常重要的，这不仅可以改善生活质量，还可以帮助患者更好地应对疾病和治疗带来的挑战。要记住，虽然前列腺癌可能会影响患者的正常生活，但它不应该完全控制患者的生活。活在当下，积极面对，并寻求帮助，以度过这个艰难的时期。

（凌争云）

【专家点评】

在面对前列腺癌治疗决策时，医患之间的有效沟通和合作显得尤为重要。医师的建议往往基于深厚的专业知识和丰富的临床经验，因此，患者应该充分听取并理解医师的治疗建议。同时，患者也需积极参与到治疗决策中，表达自己的需求和担忧。当出现分歧时，应通过坦诚沟通和共同讨论，来寻找最佳解决方案。此外，患者要认识到医学的局限性，有时治疗效果可能不尽如人意，患者需要坦然接受现实，并积极调整生活方式，寻求亲友的心理支持，以提高生活质量。综上所述，理想的治疗决策应是医患双方共同努力的结果，既要尊重医师的专业判断，也要充分考虑患者的个体需求和亲身感受。

第18章　如何与家人一起面对前列腺癌

　　前列腺癌作为男性泌尿生殖系统最常见的恶性肿瘤之一，对患者及其家庭都是一次严峻的考验。当得知前列腺癌这个诊断结果时，患者的家人可能会感到深深的忧虑。然而，在这个艰难时期，家人与朋友的陪伴与支持，就如同春日暖阳，温暖而坚定地照耀着您前行的道路。为了共同应对这一困难，以下是一些建议，希望能对患者顾虑有所帮助。

一、坦诚沟通

　　在面对前列腺癌这样的疾病时，家庭成员之间的坦诚沟通显得尤为重要。与家人分享您的感受、忧虑和需要，同时倾听他们的关心和建议。在中国文化中，我们往往更倾向于报喜不报忧，但在这个特殊时期，打开心扉、真诚交流，能够让家人更加团结，共同应对突发困难。为了促进有效的沟通，可以定期举行家庭会议，讨论治疗的进展情况、遇到的问题及未来的规划。这样不仅能确保每个家庭成员都了解最新情况，还能集思广益，共同为治疗出谋划策。总之，坦诚沟通是家人之间携手共进、共同应对前列腺癌的关键一步。通过真诚交流，您与家人能够增强彼此的理解和支持，共同度过这个艰难时期。

二、咨询和学习

　　为了更好地应对前列腺癌，患者需要深入了解这个疾病，包括其诊断方法、各种治疗手段及康复过程中可能遇到的问题。这样，患者和家人才能基于充分的科学信息做出更明智的决策。首先，可以向主治医师咨询，医师会详细解释病情，包括疾病的发展阶段、可行的治疗方案及预期的恢复情况。在这个过程中，患者和家人应积极参与，提出疑问，以便更全面地了解前列腺癌。此外，患者也可以寻求其他医疗专家的意见，以获得多方面的专业建议。这不仅可以进一步确认诊断结果，还可能听到不同的治疗观点，为决策提供更多参考。

除了咨询医师，患者还可以利用书籍、权威的医学网站及科普公众号等资源进行学习。这些平台提供了关于前列腺癌的最新研究知识、治疗进展及一些实用的康复建议。通过学习，患者可以更加主动地参与到自我治疗过程中，与医师进行更有效的沟通，为战胜疾病做好充分的准备。

三、日常生活及情感支持

在治疗前列腺癌期间，家人的陪伴与扶持对患者来说是不可或缺的。家人在日常生活中的细心照料，无论是协助日常起居、管理药物，还是关注患者的健康状况，都能帮助患者更好地应对治疗中的种种挑战。这种相互扶持不仅增强了家庭的凝聚力，也让患者在治疗过程中感受到亲情的温暖。同时，前列腺癌的诊断和治疗无疑会给患者带来沉重的心理负担，在这个关键时刻，家人的情感支持如同一盏明灯，照亮患者心中的阴霾，帮助患者积极面对治疗，提升康复效果和生活质量。因此，家人的陪伴、日常生活的照料，以及情感上的扶持，都是患者战胜前列腺癌过程中不可或缺的力量。

四、保持良好的治疗心态

在前列腺癌的治疗过程中，良好的治疗心态是患者不可或缺的精神支柱。积极的心态能够增强患者的心理承受力，有助于更好地应对治疗带来的身心压力。同时，良好的心态还能激发身体的自愈能力，提高免疫系统的功能，这在抗癌治疗中尤为关键。为了保持良好的治疗心态，患者可以通过冥想、散步等放松技巧来减轻焦虑和压力。此外，参加一些兴趣爱好相关的活动，如书法、绘画、园艺等，不仅能够帮助患者分散注意力，还能在精神上得到愉悦和放松。保持良好的治疗心态是前列腺癌患者在治疗过程中不可或缺的心灵良药。

五、维护和谐性生活

前列腺癌的治疗过程可能会对性功能产生影响，从而影响性生活的和谐。这不仅可能打击患者的自信心，还可能对夫妻之间的感情造成影响。因此，维护和谐的性生活对患者和伴侣来说都非常重要。

（一）与伴侣进行坦诚沟通

患者与伴侣之间的坦诚沟通是维持和谐性生活的关键。双方应该敞开心扉，坦诚地讨论性生活方面的需求和顾虑。通过坦率地表达自己的感受和需求，可以减轻焦虑，增进相互理解，共同寻找解决问题的办法。

（二）接受健康教育

前列腺癌及其治疗可能会对性功能产生影响，但别担心，医务人员会为患者提供相关的健康教育。他们可以为患者提供针对性的指导，包括性健康技巧的传授和性功能恢复的建议。此外，男科医师或心理医师也可以提供更专业的指导，帮助患者改善性功能，例如通过物理治疗、盆底肌肉锻炼等方法。同时，调整生活方式，如戒烟、减少酒精摄入、加强锻炼等，也有助于改善性功能。

（三）采取适当措施

为了维护和谐的性生活，患者可以尝试采取一些适当的措施。例如，尝试不同的体位以提高性生活的舒适度，使用性辅助工具来增强性刺激，以及根据治疗进程和身体状况合理安排性生活的时间，避免过度劳累。这些措施有助于提升性生活的质量，促进家庭关系的和谐。

六、夫妻意见不统一时如何应对

在面对前列腺癌这样的重大疾病时，治疗方案的抉择往往会引发家庭成员间的深入讨论，有时甚至会产生争议。特别是当夫妻之间在治疗方案上存在分歧时，更需要通过谨慎而有效的沟通来化解这些不同意见。以下是一些实用建议，帮助患者和伴侣在意见相左时达成共识（图18-1）。

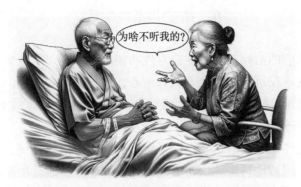

图 18-1　如果患者与妻子意见不统一该怎么办

（一）相互尊重，坦诚交流

首先，要尊重对方的观点和感受。每个人可能都有不同的担忧和需求，因此，在坦诚表达自己看法的同时，也要积极聆听伴侣的想法，理解她的顾虑并尊重她的意见。避免相互批评或指责，共同努力营造一个开放、融洽的沟通氛围。

（二）咨询医疗专家，获取专业意见

由于前列腺癌的治疗方案涉及专业的医学知识，因此，咨询专业医师显得尤为重要。他们可以为患者提供详尽的治疗方案分析，包括潜在的风险、优势与不足。这样的专业指导往往能为患者和伴侣指明方向，有助于化解夫妻之间的分歧。

（三）寻求共识，共同决策

在制订治疗方案的过程中，可能需要双方做出一定的妥协，以平衡各自的需求。这可能意味着需要调整原有的计划，采取更为折中的方案，或者在治疗的不同阶段，根据实际情况灵活调整决策。重要的是，双方都应保持开放的心态，愿意共同寻找最佳解决方案。

在治疗决策上产生分歧是正常现象，关键在于双方要建立在尊重、理解和持续沟通的基础上，共同努力找到最适合的治疗方案。这样的合作与相互支持不仅有助于增进家庭团结，还能有效提高治疗效果和整体生活质量。

（凌争云）

【专家点评】

在面对前列腺癌这一严峻挑战时，本章提供了一系列全面而实用的建议，旨在帮助患者及其家人共同应对疾病带来的种种困难。从坦诚沟通到日常生活和情感的支持，再到性生活的维护，以及解决夫妻间的意见分歧，每一环节都凸显了家庭在抗癌过程中的重要作用。本章不仅深入了解了前列腺癌患者的实际需求，更从医学和心理双重角度，为患者和家人提供了一套行之有效的应对策略。这些策略既体现了对患者身体健康的关怀，也充分考虑到了患者的心理健康和家庭和谐，相信它们能够为前列腺癌患者和家人提供有力的支持和指导，帮助他们更好地走过这段艰难的人生旅程。

第 19 章　如何对家人和朋友解释自己的病

面对前列腺癌的诊断，许多患者会感到困惑、恐惧和无助。在这样的时刻，与家人和朋友分享自己的病情，成为一个重要但往往令人望而生畏的任务。本章旨在指导前列腺癌患者如何有效地与家人和朋友沟通和解释自己的病情，并提醒身边的人注意防范此类疾病。

一、为什么要和家人朋友分享自己的病情

首先，跟家人和朋友分享自己的病情，可以让自己心里更轻松。得知前列腺癌的消息往往让人心里压力很大，如果总是憋在心里，可能会让人感到孤单和郁闷。但是说出来，就能从亲朋好友那里得到安慰、理解和鼓励，这对坚持治疗时的心情很有帮助。再者，跟家人朋友说自己的病，也能让他们更明白患者的需要和难处。他们可以帮患者做些实际的事情，比如陪患者去医院、帮患者做家务，或是在患者需要的时候，给予精神上的支持。这种来自亲朋好友的关心和帮助，在治疗和康复方面非常重要（图 19-1）。

二、如何进行沟通和解释

（一）选择合适的时间和地点

选择一个适当的时间和地点进行沟通至关重要，确保大家都有足够的时间和空间来处理这一重要信息，避免在忙碌或情绪不稳定的时候进行交谈。同时，也要考虑选择一个相对私密和安静的环境，以便大家能够专注于对话内容。

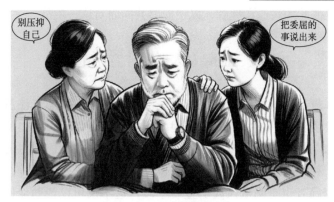

图 19-1 说出不愉快的事

（二）保持冷静、坦诚和乐观

在解释自己病情时，保持冷静和坦诚是非常重要的。患者以平和的语气和态度来分享自己的病情，避免过于激动或消极。在分享病情的同时，也要强调自己正在接受或计划接受的治疗方案，传达出患者对治疗的信心和积极面对生活的态度，并让他们看到患者面对疾病的勇气和决心。这种正能量有助于缓解家人和朋友的担忧，并激励他们给予患者更多的支持和鼓励。

（三）强调支持和理解的重要性

在向家人和朋友解释病情的过程中，强调他们的支持和理解对患者的重要性是非常关键的。患者可以明确表达希望他们如何帮助自己，无论是情感上的支持、实际上的帮助，还是仅仅作为一个倾听者。同时，也要让他们知道他们的支持和鼓励对患者来说是巨大的力量源泉。另外，在分享病情的过程中，患者也要注意照顾自己的感受。如果感到疲惫或情绪低落，可以适时地休息或调整交谈的节奏。

（四）持续沟通，共同面对

沟通是一个持续的过程，在治疗过程中，患者的病情和治疗计划可能会发生变化，因此，需要与家人和朋友保持持续的沟通。定期更新他们关于患者的病情和治疗进展的情况，让他们感受到患者的信任和依赖。同时，也要鼓励他们与患者分享他们的想法和感受，这样有助于增进彼此的沟通和理解，以便能够共同面对这一挑战。

三、提醒家人朋友注意防范

分享自己的病情时，也是一个好机会提醒家人和朋友注意防范此类疾病。虽然前列腺癌的确切病因尚不完全清楚，但一些生活方式因素被认为与该病的风险有关。因此，患者可以提醒他们保持健康的生活方式，如均衡饮食、适量运动、避免长时间久坐等。此外，定期的前列腺癌筛查也是降低风险的重要手段，这不仅可以帮助他们降低患病风险，还能提高他们对这个疾病的认知和理解。

（凌争云）

【专家点评】

面对疾病的挑战，有效的沟通是缓解心理压力、获取支持的关键。本章不仅指导了前列腺癌患者如何以冷静、坦诚的态度向亲友解释病情，还强调了持续沟通和共同面对的重要性。同时，提醒家人朋友注意防范前列腺癌，通过健康的生活方式和定期的筛查来降低患病风险，这一建议也颇具前瞻性。总体而言，本章为前列腺癌患者及其亲友提供了一个全面的沟通指南，有助于他们更好地应对前列腺癌带来的挑战。

第 20 章　主动监测还是观察等待

　　主动监测是一种针对已确诊的低风险及部分中风险前列腺癌患者的策略。它如同一套精心设计的"监控体系"，结合了规范的影像检查、穿刺活检和病理诊断，为那些预期生存期超过 10 年的患者特别打造。在患者充分知情并勇于接纳相关风险的前提下，他们可以选择暂时按下局部治疗的"暂停键"，转而踏上一条有计划的严密随访之路。这种方式更加积极主动，旨在确保患者的长期生存，同时尽量减少治疗的副作用，力求在治疗与生活质量之间找到最佳平衡。

　　而观察等待，则是为那些已经明确诊断为前列腺癌、但预期寿命较短或不愿接受、无法接受主动治疗的患者准备的一种"温和守护"策略。其主要任务是避免治疗可能带来的不良反应，以及减少对生活质量的影响。在观察的过程中，并没有一成不变的随访方案，只有当患者出现局部或全身症状（比如疼痛、骨骼问题、血尿、尿潴留等）时，才会采取一些缓解症状的治疗手段，如对症治疗、姑息性放疗或内分泌治疗，为患者带来舒缓和安慰。

　　简而言之，主动监测与观察等待，两者虽都以前列腺癌患者为中心，但却有着本质的不同。主动监测更像是一位前瞻的"规划师"，有计划地进行随访，主要针对预期生存超过 10 年的患者，力求在不影响长期生存的前提下，尽可能地减少治疗的副作用。而观察等待则更像是一位贴心的"陪伴者"，随访节奏依据患者情况而定，主要针对预期生存低于 10 年的患者，其核心目的同样是尽可能地减少治疗的副作用，让患者在舒适与安宁中度过每一段时光（图 20-1）。

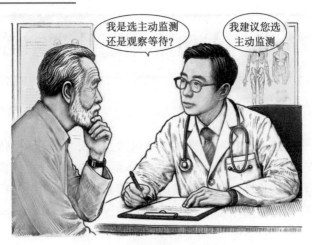

图 20-1 主动监测还是观察等待

一、什么情况下适合主动监测

考虑是否进行前列腺癌的主动监测时，需综合考虑个人情况，如年龄、身体状况、预期生存期，还有血清 PSA 水平和病理结果等。符合的标准包括：临床低危型前列腺癌患者，预期生存期大于 10 年，且 ISUP 分组为 1 组、临床分期 T1c 或 T2a、PSA $\leqslant$ 10ng/ml、PSA 密度 $\leqslant$ 0.15ng/ml^2。或者预后良好的临床中危型前列腺癌患者（PSA < 10ng/ml，临床分期 $\leqslant$ T2a，穿刺阳性针数 $\leqslant$ 3 且每针肿瘤占比 $\leqslant$ 50%），预期生存期 > 10 年。这些患者在充分了解情况后，可主动选择并配合主动监测及随访。瑞典的一项持续 5 年的前列腺癌随访研究显示，主动监测能使约 2/3 符合条件的患者避免治疗的副作用，提升生活质量。但也要注意，约 30% 的患者在监测中可能出现肿瘤进展，极少数患者（< 3%）可能因延误治疗而导致不幸死亡。所以，选择主动监测的患者需严格遵循监测和随访方案，一旦肿瘤有进展迹象或患者意愿改变，应立即考虑积极治疗。

二、什么情况下不适合主动监测

在某些情况下，主动监测可能不是最佳选择。如果患者病理分级高，肿瘤分化差，周围组织侵犯等情况则不适合进行主动监测。其不适合主动监测的情况如下：① ISUP 分组 ≥ 3。②导管内癌成分为主（包含完全导管内癌）。③筛状结构。④肉瘤样癌。⑤大／小细胞癌。⑥穿刺组织标本中出现包膜外侵犯、淋巴血管侵犯和周围神经侵犯。⑦基因检测发现乳腺癌易感蛋白 2 突变等。以上这些情况提示肿瘤预后差，主动监测已不适合，需要积极治疗。

如果在主动监测的过程中发生以下情况，则应采取更主动的治疗方式：①在重复穿刺病理结果中出现 Gleason 评分 4 ～ 5 分或其他不良病理类型（如神经内分泌分化、导管内癌等）。②在重复穿刺后临床分期 ≥ T2b。③患者在主动监测随访期间主动要求积极治疗。

三、什么情况下适合观察等待

对于已经诊断为前列腺癌、预期生存期不长，或者因个人意愿或身体虚弱不适合积极治疗的患者，观察等待可以是一种选择。这类患者往往年龄较大或身体状况欠佳，积极治疗可能不会延长患者的生存期，反而可能因治疗带来的副作用降低生活质量。观察等待能减少治疗的副作用，让患者生活得更舒适。

观察等待适用于以下情况：①预期生存期较短、无症状且不愿或不能承受积极治疗的无症状患者。②经充分告知，但患者无法接受治疗出现的不良反应及其对生活质量的影响，仍拒绝主动治疗。观察等待与主动监测的区别见表 20-1。

表 20-1 主动监测与观察等待的区别

	主动监测	观察等待
治疗性质	治愈性	姑息性
随访流程	预先制订	根据患者情况制订
评估方法	直肠指检，PSA，重复活检，多参数 MRI	不固定
预期生存期	> 10 年	< 10 年
治疗目的	减少治疗带来的副作用，兼顾生存	减少治疗带来的副作用，保持生活质量
适应人群	低危患者	预期生存期短的患者

四、主动监测期间随访原则及监测项目

选择主动监测的患者应遵循标准的监测和随访方案，特别是年轻的前列腺癌患者，他们的随访方案需要更为严格。

具体监测项目为：血清 PSA（第一年，每 3 个月 1 次，此后每 6 个月 1 次）、直肠指检（每 12 个月 1 次）、多参数 MRI（每 12 个月 1 次）。

其中，多参数 MRI 在主动监测过程中起着重要作用，可以提高诊断的准确性，并有助于明确干预时机。此外，监测过程中的第一次前列腺穿刺应在诊断性穿刺后的 12 个月以内完成，之后根据具体情况可能需要每 3 ～ 5 年重复穿刺检查。通常不需要每年做骨扫描或者活检，PSA 检测和常规检查就足以评估肿瘤状况。频繁进行骨扫描和活检不仅无益，还会增加经济负担。若在监测过程中发现肿瘤进展或达到预期设定的疾病进展阈值，应及时考虑转为其他治疗方式。

总的来说，患者需要充分了解主动监测的风险和益处，接受肿瘤可能进展的危险，并与医师进行充分的沟通和密切的随访。

（凌争云）

【专家点评】

　　主动监测与观察等待是前列腺癌管理中的两种重要策略。对于低风险及部分中风险前列腺癌患者，主动监测提供了一种更为精细化的管理方式，旨在确保长期生存的同时，减少不必要的治疗副作用。然而，严格的随访和监测是必不可少的，以确保及时发现并处理任何潜在的肿瘤进展。相比之下，观察等待更适用于预期生存期较短或无法接受积极治疗的患者，重点在于维持生活质量和减少治疗带来的不良影响。两种策略的选择应根据患者的具体情况和偏好进行，充分体现了前列腺癌治疗的个体化原则。

第 21 章　内分泌治疗与睾丸切除术哪个更好

　　前列腺癌的内分泌治疗，旨在悄然无声中瓦解肿瘤细胞的"赞助商"——雄激素。医师们巧妙地运用药物，或是直接清除雄激素的"老巢"，或是巧妙地束缚其"手脚"，这一过程，被形象地称为雄激素剥夺治疗（androgen deprivation therapy，ADT）。内分泌治疗按治疗原理可以分为 3 种：①去势治疗；②抗雄治疗；③去势联合雄激素阻断。这些治疗方法分别有不同的适应证、副作用。睾丸切除术属于内分泌治疗中的手术去势治疗，下面我们将对内分泌治疗与睾丸切除术进行具体介绍。

一、前列腺癌内分泌治疗的理论基础

　　1840 年 Hunter 发现切除双侧睾丸的男性前列腺上皮组织会发生萎缩。1941 年，Huggins 和 Hodges 发现双侧睾丸切除术可延缓转移性前列腺癌的进展，证实前列腺癌具有激素依赖性，并且降低雄激素水平或者阻断雄激素受体可以抑制肿瘤细胞的生长。到 20 世纪 60 年代，吴阶平院士通过调查在世的 26 名清朝太监，发现太监的前列腺体积较正常人小很多，既没有发生前列腺肥大，也没有患前列腺癌。又经过其他研究发现阉割过的人不会患前列腺癌，从而证实雄激素在前列腺癌的发生发展过程中具有重要作用，即前列腺细胞在无雄激素刺激的情况下会逐渐凋亡，由此奠定了前列腺癌内分泌治疗的理论基础。

　　正常生理情况下，前列腺细胞的增殖及分化依赖于雄激素的刺激。虽然睾酮的存在不是致癌性的，但是睾酮对前列腺癌细胞的分化和增殖是必需的。人体 90% 以上的雄激素来源于睾丸的间质细胞，5% ～

10% 的雄激素来自于肾上腺皮质网状带，我们所说的去势治疗和抗雄治疗便是分别对这两个来源的雄激素进行针对性的抑制而雄激素的分泌受下丘脑 - 垂体 - 性腺轴的调控，下丘脑产生促性腺激素释放激素（luteinizing hormone releasing hormone，LHRH），垂体细胞在 LHRH 刺激下，产生黄体生成素和卵泡刺激素，黄体生成素随后又刺激睾丸的间质细胞产生雄激素，也就是睾酮。睾酮在 5α- 还原酶的作用下会转化为双氢睾酮，使得其活性增强约 10 倍。如果上述某一过程被阻断，前列腺癌细胞将会失去雄激素的刺激，那么肿瘤细胞也将会随之凋亡，这就是前列腺癌内分泌治疗的主要原理。因此，任何抑制雄激素生理活性或分泌的治疗都可被称为前列腺癌内分泌治疗（图 21-1）。

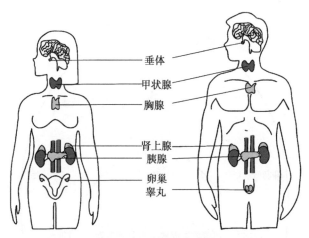

垂体
甲状腺
胸腺
肾上腺
胰腺
卵巢
睾丸

图 21-1　人体内分泌系统

二、去势治疗

　　去势治疗是内分泌治疗的一大分类，其原理是阻断睾丸生成雄激素，包括手术去势和药物去势。手术去势就是将双侧睾丸切除，在切除双侧睾丸后的 12 小时内，睾酮会迅速下降至极低水平，这能极大抑制前列腺肿瘤细胞的生长。除了手术之外，有些 LHRH 类似物（激动剂），被设计用于抑制睾酮的产生。这类药物通过长期刺激垂体，使其对 LHRH 的反应降低，从而减少黄体生成素的分泌，间接导致睾丸生成的雄激素减少。还有一种选择性的 LHRH 拮抗剂，可竞争性和可逆地结合垂体 LHRH 受体，从而快速减少促黄体激素及促卵泡激素的释放，并减少睾丸分泌睾酮。目前已知前列腺癌对雄激素敏感，且去雄激素治疗对其具有疗效。不同于 LHRH 激动剂，LHRH 拮抗剂在初始治疗后不会诱导促黄体激素激增和随后的睾酮激增 / 肿瘤刺激及潜在的症状加重。使用拮抗剂或激动剂两者都称为药物性去势。人体性腺轴示意图见图 21-2。我国最新规定的标准去势水平为睾酮血浓度 < 50ng/dl。

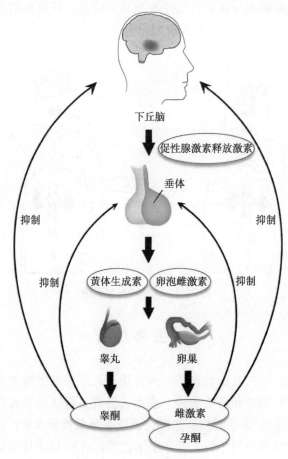

图 21-2 人体性腺轴示意图

（一）手术去势

双侧睾丸切除术是一种简单、成本低、副作用小的手术方式，可以通过局部或全身麻醉完成。手术后，血清睾酮水平快速下降，通常在 12 小时以内即可达到去势水平。当患者病情需要尽快降低睾酮（例如即将发生脊髓压迫）时，或者患者对药物去势存在经济困难或依从性障碍时，双侧睾丸切除术是一种合适的选择。

手术去势可以使前列腺癌患者显著减少疼痛，提高日常生活质量。但与药物去势相比，手术去势可能会给患者带来负面的心理影响。通过改进睾丸切除术，可以在一定程度上减轻患者的心理负担。例如采取包膜下睾丸切除术，可避免常规睾丸切除术后带来的阴囊空虚，并可达成雄激素剥夺治疗的目的。但这一术式相较于传统睾丸切除术，对术者的技术要求更高。

另外也可选择睾丸假体植入术，睾丸假体一般是医用硅胶材料，术后可以避免阴囊空虚。该术式相对简单，有利于美观并满足患者的心理需求，但术后需仔细护理，防止出现移植物相关并发症。

（二）药物去势

由于手术去势具有不可逆性，会对患者心理造成一定影响，并且内分泌治疗可能对少数患者无效，因此，一般首选药物去势。药物去势目前最主要的药物有 2 类：LHRH 类似物和 LHRH 拮抗剂，见表 21-1。

1. LHRH 类似物 是人工合成的制剂，它们模仿着促性腺激素释放激素的一举一动。尽管它们的外表结构可能和天然的 LHRH 有些不太一样，但它们的工作机制相当巧妙：持续不断地对垂体施加影响，让垂体前叶的 LHRH 受体变得不那么敏感，减弱了 LHRH 的作用，进而减少了黄体生成素的分泌。这样一来，睾丸生产睾酮的能力就被按下了"暂停键"。治疗开始后的第一周，就像是给身体发出了一个信号，LHRH 的受体开始慢慢减少，垂体产生的卵泡刺激素和黄体生成素也跟着减少，就像是一场有序的"退场"。等到治疗进行到 3 ～ 4 周的时候，血清中的睾酮水平就降到了接近去势的水平（也就是低于 50ng/dl），不过，也有约 10% 的患者，他们的睾酮水平可能还是"坚守岗位"，没能降到这个水平。

表 21-1 前列腺癌内分泌治疗药物简表

药物类型	代表药物	作用位置	作用机制	主要不良反应
LHRH 类似物	亮丙瑞林、戈舍瑞林、曲普瑞林、布舍瑞林、组氨瑞林	垂体前叶	通过钝化 LHRH 受体减少黄体生成素释放	睾酮激增
LHRH 拮抗剂	地加瑞克	垂体前叶	直接抑制 LHRH 受体	过敏反应
雄激素受体拮抗剂	氟他胺、比卡鲁胺、恩扎卢胺、阿帕他胺	前列腺	竞争性抑制雄激素受体	男性乳腺发育、肝酶升高和乳腺疼痛等
雄激素合成抑制剂	醋酸阿比特龙	全身多个雄激素生成位点	抑制雄激素合成途径的关键酶 CYP17	外周水肿、低钾血症、高血压和尿路感染等

在应用 LHRH 类似物治疗的初期，LHRH 类似物与受体结合能够引起卵泡刺激素和黄体生成素的释放，进而引起睾酮水平的突然上升，这一现象被称为"反跳现象"，通常出现在用药后的 2～3 天，持续 10～20 天。"反跳现象"可能会刺激前列腺癌细胞的生长，并导致骨痛、脊髓压迫、下尿路梗阻或其他前列腺癌等相关症状加重。为了减少这种睾酮水平突然上升的现象发生，应提前 2 周服用抗雄激素药物，2 周后再服用 LHRH 类似物。

目前，临床应用的 LHRH 类似物有亮丙瑞林、戈舍瑞林、曲普瑞林、布舍瑞林和组氨瑞林等，这些药物包含多种剂型（1 个月、3 个月、6 个月剂型和 1 年剂型等）。对于影像学检查证实已有全身骨转移并有脊髓压迫症状的前列腺癌患者，要慎用或最好不用 LHRH 类似物。此时患者可选择双侧睾丸切除去势的方法，来迅速降低体内睾酮浓度。与睾丸切除术相比，LHRH 类似物不会导致手术去势相关的心理问题。停药后，性腺功能减退相关的症状会有所改善，具备间歇性药物去势治疗的条件。但 2 种治疗方式在患者总生存率、疾病控制进展及治疗失败率等方面无明显差异。

2. LHRH 拮抗剂　可以竞争性地结合垂体中的 LHRH 受体，抢占原本属于 LHRH 的位置，并且"喊停"黄体生成素和卵泡刺激素的释放，这样一来，睾酮的生产线就被按下了"暂停键"。在给药后 24 小时内，LHRH 拮抗剂即可大幅降低黄体生成素；而在给药后 1 个月内，睾酮水平则会降低 90% 以上。此外，LHRH 拮抗剂还避免了令人头疼的"反跳现象"，无须联用抗雄激素药物，就能让睾酮水平稳稳地下降，不会像过山车那样突然升高，导致疾病加重。不过，使用 LHRH 拮抗剂后，有些患者可能会出现皮肤注射反应，临床应用前需要向患者特别交代说明。

在作用机制上 LHRH 拮抗剂比 LHRH 类似物更合理，因此，使得 LHRH 拮抗剂在临床上更具有吸引力。目前进入临床应用的 LHRH 拮抗剂主要为地加瑞克，其标准用量为首月 240mg，之后每月 80mg 维持。但由于缺少长效剂型，地加瑞克需要每月进行注射。研究显示，多数患者应用地加瑞克可以在 3 天内将睾酮降至去势水平，并且在后续的 12 个月维持用药期间，其睾酮水平能够被抑制并得以维持。

3. 雌激素　作用包括：抑制 LHRH 的分泌、直接抑制睾丸细胞的功能、抑制雄激素活性、对前列腺细胞直接作用。既往研究发现，雌激素可以达到类似去势的效果，但由于雌激素使用后严重的副作用，特别是血栓栓塞等并发症，雌激素目前不推荐作为转移性前列腺癌的标准一线治疗药物。

4. 去势治疗的副作用

（1）骨质疏松：骨质疏松在接受雄激素剥夺治疗的患者中很常见，超过 50% 的患者的骨密度会降低。接受雄激素剥夺治疗的时间越久，患者骨折的风险也越大。因此，长期接受雄激素剥夺治疗的患者应定期监测关节骨密度。戒烟、负重运动及维生素 D 和钙的补充有助于改善骨质疏松。

（2）潮热：潮热是雄激素剥夺治疗最常见的副作用之一，影响了 50% ~ 80% 的患者，原因尚不明确。有研究表明，雌激素化合物如低剂量的己烯雌酚可以有效治疗潮热，但是会引发男性乳房发育和血栓等副作用。

（3）性功能障碍：雄激素剥夺治疗对性功能影响巨大，只有约

20% 的接受雄激素剥夺治疗的患者能够维持一些性活动。性欲丧失相对更为常见，只有约 5% 的患者可以维持较高强度的性欲。性欲和接受雄激素剥夺治疗的时间成反比。治疗性欲丧失非常困难，口服磷酸二酯酶 -5 抑制剂，或是海绵体内注射前列地尔可能在部分患者中有效，但是不能长期使用。

除了以上几种常见的副作用以外，药物去势治疗还与认知功能下降、糖尿病和代谢综合征、心血管合并症、男性乳房发育、贫血有关。患者如出现以上症状，需及时至医院泌尿外科及相关科室就诊。

三、抗雄激素治疗

去势治疗去除了睾丸来源的雄激素，但男性体内另有约 10% 的雄激素由双侧肾上腺产生。因此，去势治疗无法去除所有雄激素，需要通过其他药物来对抗肾上腺来源雄激素的作用，这就是抗雄激素治疗。抗雄激素治疗的原理是阻断体内雄激素与其受体的结合，不让雄激素发挥作用，但不会抑制雄激素的分泌。

目前临床上的抗雄激素药物主要包括传统非甾体类抗雄激素类药物（比卡鲁胺和氟他胺）及新型雄激素受体拮抗剂（阿比特龙、恩扎卢胺、阿帕他胺和达罗他胺）。抗雄激素药物单独疗法适用于治疗局部晚期且无远处转移的前列腺癌患者，即 T3-4NXM0 期患者。抗雄激素药物单独疗法与手术或药物去势治疗相比，总的生存期和疾病进展期间无显著差异；但服药期间，患者性能力和体能有明显提高，心血管和骨质疏松发生率比较低，见表 21-2。

表 21-2　雄激素剥夺治疗方案

雄激素分泌器官毁损	睾丸切除术
抑制 LHRH 或 LH 分泌	亮丙瑞林、戈舍瑞林、曲普瑞林、组氨瑞林、布舍瑞林、地加瑞克
抗雄激素治疗	氟他胺、比卡鲁胺、恩扎卢胺和阿帕他胺、达罗他胺
雄激素合成抑制	醋酸阿比特龙

（一）非甾体类抗雄激素类药物

1. **氟他胺**　是一种前体药物，由于药物半衰期较短（5～6小时），因此必须每天给药3次，每次250mg。氟他胺引起的不良反应有腹泻、恶心和呕吐，虽然肝毒性不常见，但可能会产生严重肝毒性，甚至出现肝衰竭而导致患者死亡，治疗期间需定期检测肝功能。

2. **比卡鲁胺**　半衰期较长（6天），只需每天给药一次，因此其依从性相对更佳。它是第一代非甾体类抗雄激素药物中最有效的，也是耐受性最佳的。相比于氟他胺，比卡鲁胺在药物安全性和耐受性方面存在明显优势，并且其与雄激素受体的亲和力是氟他胺的4倍，更好地保证了其对雄激素受体的竞争抑制能力。比卡鲁胺的主要不良反应包括男性乳腺发育和乳房疼痛。

（二）新型雄激素受体拮抗剂

1. **恩扎卢胺和阿帕他胺**　是2种新研发的第2代抗雄激素药物，与雄激素受体有更强的结合力。研究显示雄激素剥夺治疗联合恩扎卢胺或阿帕他胺在转移性前列腺癌患者的人群中有生存获益，能有效降低患者死亡率。

2. **达罗他胺**　与阿帕他胺和恩扎卢胺的结构稍有不同，但作用机制类似。研究显示雄激素剥夺治疗联合达罗他胺和多西他赛的强化联合治疗，能够给转移性前列腺癌患者带来更佳的生存获益。与雄激素剥夺治疗联合多西他赛相比，患者死亡风险进一步下降。

四、去势联合雄激素阻断治疗

患者通过手术或药物去势消除睾丸来源的雄激素后，血清睾酮水平不会下降至0。这是因为肾上腺也可以分泌少量雄激素，能使前列腺癌细胞继续生长。而抗雄激素药物则可以阻断雄激素与雄激素受体的结合，这种作用是非特异性的，睾丸和肾上腺来源的雄激素都会受到影响。因此，去势联合雄激素阻断治疗是指抗雄激素药物联合手术去势或者药物去势，这种方法在去除睾丸来源雄激素的同时，阻断肾上腺来源雄激素的作用，也称为最大限度的雄激素阻断。考虑到去势联合雄激素阻断治疗可能带来更多的副作用，获益和副作用之间的平衡需要仔细斟酌。总体而言，目前尚缺乏强有力的研究证据支持去势联合雄激素阻断治疗的理念，尚需开展更多去势药物与抗雄激素药物的联合试验来进一步证实。

五、雄激素合成抑制剂

促性腺激素释放激素激动剂、拮抗剂及睾丸切除术治疗仅减低睾丸中雄激素生成，但不影响肾上腺或肿瘤内雄激素生成。最新研究显示转移性去势抵抗前列腺癌发生及发展的主要原因是患者在手术或药物去势治疗后，体内肾上腺皮质网状带细胞甚至前列腺癌细胞自身仍能刺激合成少量雄激素。

醋酸阿比特龙通过抑制雄激素合成途径的关键酶 CYP17 起作用，从而抑制睾丸、肾上腺和前列腺癌细胞合成的雄激素来源。目前主要用于无症状或轻微症状的转移性去势抵抗性前列腺癌患者的治疗，或用于不适合化疗有症状的转移性去势抵抗性前列腺癌患者的一线药物治疗，以及化疗后仍有病情进展的转移性去势抵抗性前列腺癌患者的一线药物治疗。

醋酸阿比特龙临床上主要适用于与泼尼松联用治疗转移性去势抵抗性前列腺癌（metastatic castration resistant prostate cancer，mCRPC），口服给予 1000mg 每天 1 次与泼尼松 5mg 口服给药每天 2 次联用。必须空腹给药。服用前至少 2 小时和服用后至少 1 小时不应消耗食物，应与水吞服整片。

六、前列腺癌接受内分泌治疗的适应证

对于低危前列腺癌患者，部分可以先选择随访，定期监测血清 PSA、复查超声、前列腺磁共振检查和重复穿刺，直到发现这几项指标出现异常时再考虑积极治疗。大多数低危患者早期通过根治性放疗、手术甚至局灶治疗也能有效控制肿瘤进展。因此，对于低危前列腺癌患者而言，并不需要为是否切除睾丸而太过于担忧。

中、高危前列腺癌患者可以选择药物去势。中、高危患者在没有出现远处转移的时候，也可以先通过根治性手术或放疗将肿瘤清除，再根据几项评估指标或术后病理结果，考虑进行一段时间的辅助内分泌治疗。但这也并不意味着一定要切除睾丸，因为通过皮下或肌内注射 LHRH 药物来抑制体内睾酮的合成，2～4周就能达到与手术切除睾丸相似的激素水平，这就是前面所说的药物去势。此后通过每个月（部分剂型的药物可以每2个月、3个月或6个月）的维持注射，就能完成根治性治疗后的辅助内分泌治疗。

对于已经出现远处转移的晚期前列腺癌患者来说，单一治疗方式往往效果不佳，最好采用多种方法联合治疗，选择手术、放疗或者内分泌治疗相结合的方式。患者根据自身情况和医师的建议选择联合治疗方案，以收获最佳治疗效果。

（安子彦）

【专家点评】

去势治疗是前列腺癌内分泌治疗中最重要的组成部分。手术去势是双侧睾丸切除术，手术简单、成本低、不良反应小，可以通过局部或全身麻醉来进行，术后血清睾酮水平会快速下降，但是会给患者带来负面的身心影响。当患者的病情需要尽快降低睾酮，或者在经济和患者依从性方面存在困难时，手术去势是一种合适的选择。

自从1985年首个人工合成的 LHRH 药物上市以来，药物去势开始获得泌尿外科医师的青睐。其最主要的优势在于避免了切除睾丸的不可逆性对患者身心的影响，同时可以灵活调节治疗方案，通过间歇内分泌治疗降低治疗成本，并有可能延长肿瘤发展到激素非依赖期的时间。目前国际上治疗前列腺癌，选用药物去势是主流，极少选择手术去势。但在对前列腺癌患者选择内分泌治疗时，关于具体治疗方案、治疗时机及治疗中新的临床治疗模式的应用，医师必须权衡不同治疗方案的利弊及各种治疗方案对患者生活质量可能造成的影响，综合评估后做出合理的治疗决策。

第22章 根治性前列腺切除术是治疗前列腺癌的终极方案吗

提到前列腺癌，很多人第一反应就是"切了就好"，觉得手术切除是终极解决方案。确实，根治性前列腺切除术是对付局限性前列腺癌的"直拳"，但它并不是唯一的"绝招"。能不能动手术，主要看前列腺癌的分期、分级，还有是不是已经转移了。当然，患者的需求和意愿也很重要。其实，治前列腺癌不是只有手术这一条路。主动监测、内分泌治疗、放疗、化疗等，这些都是主流方法。在临床上，治疗前列腺癌可不是简单选一种方法就可以了，而是像调配鸡尾酒一样，把多种治疗方式组合起来，就像是个性化定制的"治疗方案套餐"，这样才能更好地对付这个疾病。

一、根治性前列腺切除术的手术方式

根治性前列腺切除术在前列腺癌治疗中占据重要地位，目前存在多种手术方式，包括开放根治性前列腺切除术、腹腔镜根治性前列腺切除术和机器人辅助腹腔镜根治性前列腺切除术等。

（一）开放根治性前列腺切除术

开放根治性前列腺切除术是最早的治疗前列腺癌的手术，主流的手术入路主要包括经会阴入路和经腹耻骨后入路。前者在阴囊和肛门之间的会阴部位做手术切口，而后者在下腹部做手术切口，术中分离前列腺周围组织并显露前列腺，将前列腺及附近的组织切除，缝合连接膀胱和残余尿道，最后缝合皮肤切口。

开放性手术相比腹腔镜等微创手术并不具备优势，因为前列腺组织的解剖位置较深，无法获得良好的手术视野，而且手术风险及并发症的发生率较高。随着微创手术的不断发展，腹腔镜根治性前列腺切除术和机器人辅助腹腔镜根治性前列腺切除术逐渐成为主流。

（二）腹腔镜根治性前列腺切除术

腹腔镜根治性前列腺切除术是目前国内最常用的手术方式之一，具有手术创伤小，术后恢复快的优点。手术入路主要有 2 种：经腹腔途径和经腹膜外途径。前者进入腹腔，在腹腔内操作；后者不进入腹腔，在腹膜外间隙内操作。经腹膜外途径的手术因为不进入腹腔，对胃肠道影响较小，所以，术后恢复更快。两种手术入路都需要在患者腹部切开数个小孔以置入手术器械，外科医师通过置入的摄像头获取清晰的手术视野，通过直接操纵长臂手术器械切除前列腺，并缝合连接膀胱和尿道，必要时还可以进行淋巴结清扫。腹腔镜根治性前列腺切除术极大地提高了手术安全性和效率，减小手术创伤，降低了手术并发症的发生率（图 22-1）。

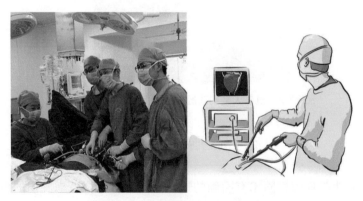

图 22-1　腹腔镜根治性前列腺切除术

（三）机器人辅助腹腔镜根治性前列腺切除术

机器人辅助腹腔镜根治性前列腺切除术是近年来发展的新型手术方式。机器人作为手术媒介，外科医师通过操纵台远程控制手术机器人的机械手臂进行手术操作。与常规腹腔镜手术相比，机器人辅助腹腔镜根治性前列腺切除术具有显著优势。外科医师通过机器人实现远程精准操控腹腔镜器械，减轻了术者的体力疲劳。同时，术者可以同时操控内镜和机械臂，避免了术者和助手之间因配合不佳给手术造成负面影响。机器人手术可以呈现三维立体视觉，有利于术者实现更加精细的手术操作，保留重要解剖结构，减少术后并发症的发生（图22-2）。

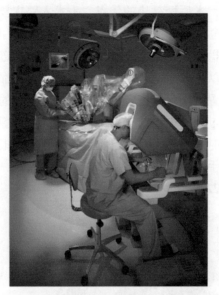

图 22-2 机器人辅助腹腔镜根治性前列腺切除术

二、根治性前列腺切除术的适应证

根治性前列腺切除术有明确的适应证，只有综合考虑肿瘤的危险程度、患者的预期生存期及总体健康状况，选择合适的手术时机，在充分考虑患者意愿的前提下才能进行手术。

（一）肿瘤的危险程度分层

确诊前列腺癌的患者在开展治疗前需要评估肿瘤的危险程度，主要包括前列腺癌的分级、分期、是否发生进展和转移等情况。

①低危、中危的前列腺癌推荐行根治性前列腺切除术。②局限性高危的前列腺癌推荐根治性前列腺切除术及扩大淋巴结清扫术。③局部进展期前列腺癌已经突破前列腺包膜或侵犯周围组织，手术已经无

法完全切除癌组织，但是以根治性手术为基础的综合治疗同样能使患者获益，因此，可以有选择地实施根治性前列腺切除及扩大盆腔淋巴结清扫术。④对于更高级别的前列腺癌，应该谨慎进行根治性前列腺切除术，虽然患者依旧能通过手术获益，但并发症发生概率高。

一般来说，对局限于前列腺本身的前列腺癌，推荐实施根治性前列腺切除术，因为手术不仅可以将肿瘤组织清除，延缓疾病复发时间，甚至可治愈疾病，还能全面获取前列腺癌的病理信息，为后续治疗提供依据。

（二）患者的预期生存期

预期生存期是临床治疗前列腺癌的重要参考因素。前列腺癌的发病率受年龄、种族和遗传因素的影响，不同个体间肿瘤生物特性及预后差异较大。部分生长缓慢、侵袭性弱的肿瘤并不影响患者的预期生存期，对此类患者施行手术会导致手术相关并发症的发生，进而影响患者的生活质量，为避免过度治疗可采取主动监测等治疗方法。

尽管手术没有硬性的年龄界限，一般建议施行根治性前列腺切除术的局限性中、低危患者的预期生存期应大于10年；局限性高危、局部进展性前列腺癌患者的预期生存期应大于5年。临床实践中一般通过综合评估前列腺癌患者的预期生存期和肿瘤分期、分级等决定是否进行手术治疗，避免过度医疗对患者产生伤害。目前较为简单有效地判断预期生存期的方法是步速测量，测量方法为自站立状态开始以平时步幅行进6m，统计行进时间，计算步速。例如，可以通过步速估算75岁的老年人的预期生存期，步速 < 0.4m/s者其10年生存率为19%，步速 ≥ 1.4m/s者其10年生存率为87%。

（三）患者的健康状况

在前列腺癌治疗方式决策过程中，患者的健康状况也是重要影响因素之一，包括营养状态、认知状态和合并症等方面。前列腺癌患者多为中老年男性，手术并发症的发生率与患者健康状况密切相关。前列腺癌患者如果施行根治性前列腺切除术，必须具有良好的营养状态和认知状态。良好的营养状态能加快术后的恢复，降低并发症的发生率；良好的认知能让患者清晰地理解医师的建议并做出决策。伴随的合并疾病将使麻醉和手术的风险大大增加，对于明确有严重心脑血管疾病、严重的呼吸系统疾病和凝血障碍的患者不宜施行手术。

营养状态一般可以通过患者既往 3 个月的体重变化进行评估，体重明显降低视为营养状态不佳，体重无变化甚至增长视为营养状态良好，通过合理饮食可改善营养状态。伴随的合并疾病如果经治疗后好转，此时可以进行手术。因此，患者的健康状况可通过干预来改善，从而满足施行手术的条件。

（四）手术时机

前列腺癌的确诊依赖于以前列腺穿刺为基础的病理检查，侵入性的穿刺检查会造成前列腺组织局部炎症和血肿，增加手术难度和术后并发症的发生率。因此，手术一般于穿刺数周后进行。其中，经会阴穿刺后 3～4 周可进行手术，经直肠穿刺后 6～8 周可进行手术。此时前列腺局部炎症和水肿消退，可增强手术安全性。良性前列腺增生手术后确诊的前列腺偶发癌应该等待 3 个月方能手术。

（五）患者意愿

在临床实践中，患者的主观意愿也被纳入考虑，决定是否施行根治性前列腺手术需要医患共同决策。根治性前列腺切除术后可能出现尿失禁和性功能障碍等并发症，严重影响患者的生活质量。所以，患者应充分与医师沟通，了解手术可能造成的不良影响，综合考虑后再决定是否接受手术。

三、系统化、个体化的前列腺癌治疗方案

前列腺癌的治疗方式主要有观察等待、主动监测、手术、内分泌治疗、放疗和化疗等。临床实践中，根据患者的不同特点，这些治疗方式可作为单一的方案来治疗前列腺癌，但更多的是选择多种方式的组合进行系统化治疗，并根据不同患者的自身特点进行适当调整，以达到最佳的治疗效果。

根治性前列腺切除术非唯一的局部治疗方式，根治性放疗具有与根治性手术一致的治疗效果，它们以尽可能去除前列腺局部的肿瘤细

胞为目的。前瞻性随机对照临床研究发现，根治性放疗与根治性手术治疗局限性前列腺癌患者的 10 年总生存率无显著差异，患者的生活质量和长期并发症也无显著差异。因此，手术并非治疗局部前列腺癌的唯一选择。然而，根治性放疗无法获取完整的前列腺病理情况，单纯通过穿刺活检可能会低估前列腺癌的病理分期和分级，无法为辅助治疗提供依据。

综合性的治疗对前列腺癌患者更加有利。对于分期、分级不良或存在淋巴结转移的前列腺癌，可以在局部根治性治疗前后多配合内分泌治疗等其他方法辅助治疗。对于已经出现远处转移的前列腺癌，不推荐行根治性前列腺切除术，而应选择以内分泌治疗为基础的新型联合治疗方案。对于临床低危型和少部分预后良好的中危型前列腺癌患者，为避免局部治疗的副作用及影响生活质量，可以选择主动监测的治疗方式。

综上所述，手术并非治疗前列腺癌的终极方案，前列腺癌的治疗方法没有优劣之分。选择最适合患者个体化的治疗方案，开展系统化、个性化的治疗，将给患者带来最佳获益。

（毕凯鹏）

【专家点评】

根治性前列腺切除术有多种术式，目前主流的微创手术方式包括腹腔镜根治性前列腺切除术和机器人辅助腹腔镜根治性前列腺切除术。根治性前列腺切除术在前列腺癌治疗中占据重要地位，但并非治疗前列腺癌的终极方案。前列腺癌的治疗方式还包括观察等待、主动监测、内分泌治疗、放疗和化疗等。应该根据患者前列腺癌的分级、分期、是否进展和转移，患者的预期生存期和患者的身体健康状况，遵循患者个人意愿，选择合适的治疗方案，进行系统化、个体化的治疗。

第 23 章 根治性前列腺切除术的风险和并发症有哪些

外科手术治疗前列腺癌已有 150 余年历史，由于前列腺特殊的解剖位置及当时的外科技术限制，根治性前列腺切除术通常面临手术入路困难、操作空间局限和并发症发生率高等问题。因此，仅有经会阴和经耻骨后根治性前列腺切除术 2 种手术入路获得广泛认可，并得以沿用至今（图 23-1）。1991 年，在微创理念的指导和科技进步的推动下，W. Schuessler 成功完成了首例腹腔镜根治性前列腺切除术。2000年，机器人手术辅助系统的问世及机器人辅助腹腔镜根治性前列腺切除术的开展，标志着器官局限性前列腺癌的外科治疗进入了新时代。手术方式由"大开大合"转向"微创"，显著减少了患者的创伤，降低了手术风险和并发症的发生率。然而，即使在微创手术中，患者出现风险和并发症的可能性仍然存在。因此，在手术治疗前需要充分评估患者的病情和手术适应证，以确保手术的安全性和有效性。

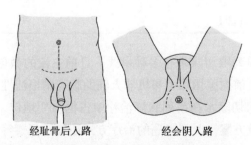

经耻骨后入路　　　　　经会阴入路

图 23-1　根治性前列腺切除术的主要手术入路

一、根治性前列腺切除术的术中风险及并发症

根治性前列腺切除术中的并发症发生率在经验丰富的术者中低于

10%。通过对患者的仔细筛选和必要的术前心血管评估，围手术期死亡率已显著降低。目前，根治性前列腺切除术的术中风险及并发症主要包括：麻醉风险、出血、直肠损伤、输尿管损伤和闭孔神经损伤等。

（一）麻醉风险

麻醉过程中可能出现的并发症包括过敏反应、呼吸困难和心律失常等。为降低风险，麻醉医师会在手术前对患者进行全面评估，包括病史、体格检查及实验室检查，并根据患者状况选择适宜的麻醉方法和药物，同时，术中密切监测生命体征和麻醉深度。

（二）出血

根治性前列腺切除术最常见的术中并发症是出血。术中出血多源于静脉系统，例如背深血管复合体缝扎不牢靠导致出血，或淋巴结清扫时损伤髂内静脉引起出血。一般情况下，出血经纱布填塞、压迫后通常能够被控制；如压迫止血无效，可用可吸收缝线进行缝合修补。

（三）直肠损伤

直肠损伤是根治性前列腺切除术少见，但较为严重的并发症之一，发病率为 0.12% ～ 9%，通常在游离前列腺腺体背侧时发生。如怀疑直肠损伤，可采用直肠指检、盆腔内注水并通过导尿管注气等方法判断有无直肠损伤。术者应在切除前列腺并彻底止血后，再处理直肠损伤。

（四）输尿管口损伤

手术中输尿管口损伤主要是由于离断膀胱颈后壁时，误伤输尿管口所致。尤其对于经尿道前列腺电切术后发现肿瘤（前列腺偶发癌）患者，电切术后两侧输尿管口向膀胱颈口内移动，输尿管口与膀胱颈口距离缩短。一些局部晚期前列腺癌患者，肿瘤侵犯膀胱颈，为了切除彻底，膀胱颈切除范围大，容易损伤输尿管口。术中如果及时发现输尿管口损伤，有多种方法可以处理，如去除误结扎物、修补破损及留置双 J 管，必要时输尿管再植等。

（五）闭孔神经损伤

闭孔神经被脂肪和淋巴结包裹，在进行盆腔淋巴结清扫的过程中，闭孔神经的主要损伤类型包括电刀灼伤、血管夹误夹和剪刀误断等。若闭孔神经被切断，可尝试通过细线做断端的神经外膜缝合，以恢复神经离断伤，但术后神经再生效果如何尚无定论。

二、根治性前列腺切除术的术后早期并发症

根治性前列腺切除术术后早期恢复阶段的并发症主要包括：术后出血、导尿管脱落、持续性引流增多、输尿管梗阻、深静脉血栓和肺栓塞、膀胱颈挛缩等。

（一）术后出血

若患者在术后早期恢复阶段出现大量鲜红引流液、血尿、血压下降、头晕、眩晕等症状时，可能提示其出现术后出血。常见的术后出血位置一般在背深静脉残端、精囊血管附近及闭孔动脉区域，原因包括术区血痂脱落、血管断端缝线脱落等。若一旦发生出血，特别是快速输血仍不能稳定血压者，往往需要再次手术进行术区探查并实施止血。

（二）术后导尿管脱落

术后导尿管脱落偶有发生，但是容易引起较为严重的后果。多数情况下，导尿管脱落的主要原因是水囊破裂。为了预防水囊破裂，术前插入导尿管时应进行注水检查水囊，尽量避免使用液状石蜡等润滑剂，并在术后将导尿管固定在合适位置，防止暴力牵拉尿管。如果术后导尿管脱落，可以选用更细的导尿管尝试再次插入以提高成功率。如果第一次复插尿管不成功，则需停止插尿管，防止尿管多次插入损伤尿道手术吻合区。此时可考虑使用膀胱软镜，在直视下向膀胱内置入导丝，然后沿着导丝插入尿管。在复插导尿管时，要避免用力过猛，以防止吻合口撕裂。

（三）术后持续性引流增多

一般术后盆腔引流量为 200 ～ 300ml/d，术后前几天盆腔引流较多属于正常现象，但会随着时间推移逐渐减少。如果术后引流量持续高于 500ml/d，应考虑术后持续性引流增多并发症的可能。术后盆腔引流持续性增多的原因主要包括尿瘘和淋巴瘘，可通过检查引流液中的

肌酐含量来区分两者。尿瘘引起的引流液增多，可以通过膀胱造影检查来进一步明确诊断，并行静脉尿路造影和盆腔CT扫描，以排除输尿管损伤的可能性。淋巴瘘引起的引流液增多，可稍微调整引流管的位置，并避免负压引流。淋巴瘘通常会持续几周或更长的时间，有时甚至会形成较大的淋巴囊肿，这时需要进行外科处理（图 23-2）。

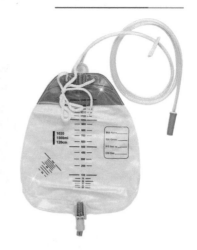

图 23-2　临床使用的引流袋

（四）术后输尿管梗阻

患者若在术后早期出现腰痛、排尿困难甚至恶心呕吐等症状时，需要考虑其输尿管梗阻的可能。术后输尿管梗阻的原因主要是输尿管口过于靠近膀胱尿道吻合口，吻合时误缝输尿管所致。此时可尝试在膀胱镜下逆行插入输尿管导管以解除梗阻。若插管失败，暂时行经皮肾脏穿刺造瘘是一种相对可靠的处理方案。

（五）深静脉血栓和肺栓塞

在术后偶有发生，尤其对于高凝状态的肥胖患者应加以注意。术前风险评估、术中合理使用下肢加压保护（弹力袜等），以及术后严密观察病情变化并及时处理是预防血栓类并发症的必要手段（图 23-3）。

（六）膀胱颈挛缩

膀胱颈挛缩一般会引起尿频、尿急、尿失禁等症状，其发生率在3% ～ 12%，通常是由于术后膀胱尿道吻合不完全、气囊牵拉时间过长或牵拉力过大、感染、吻合口异物（如金属止血夹）等原因引起的。术前接受过经尿道前列腺电切、前列腺癌根治性放疗及术后长时间漏尿是膀胱颈挛缩发生的高危因素。一旦发生膀胱颈挛缩，可以尝试经尿道扩张来改善症状。如果扩张无效，可以考虑使用冷刀切开等方法进行处理。

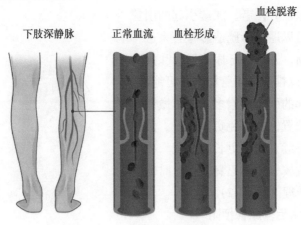

图 23-3 下肢深静脉血栓的形成

三、根治性前列腺切除术术后远期并发症

根治性前列腺切除术术后远期并发症主要包括尿失禁、勃起功能障碍和膀胱尿道吻合口狭窄等。

(一)尿失禁

尿失禁是根治性前列腺切除术最常见的并发症之一，也是对患者术后生活质量影响最大的并发症。

尿失禁产生的原因较多，如尿道外括约肌损伤、肿瘤浸润、粘连、术中出血、高龄等原因。根据文献报道，机器人辅助前列腺根治性切除术后 3 个月尿失禁的发生率为 14% ～ 31%，平均发生率为 22%；术后 12 个月尿失禁的发生率为 4% ～ 31%，平均发生率为 16%。

根治性前列腺切除术术后尿失禁的治疗包括非手术治疗和手术治疗。非手术治疗主要有行为指导、盆底肌锻炼等。

1. 行为指导 主要包括减少膀胱刺激、避免咖啡因和酒精饮料的摄入。对于服用 α- 肾上腺素能受体拮抗剂降压的患者，应停止使用该药物。对于无高血压的患者，服用丙米嗪或 α- 肾上腺素能受体激动剂可以帮助恢复尿控功能。

2. 盆底肌锻炼　术后建议患者尽早进行提肛训练，在医师的指导下正确进行收缩盆底肌的动作来增强尿道括约肌的力量，从而提高尿控效果。

3. 手术治疗　少数患者若非手术治疗一年后仍无法恢复尿控功能，可以考虑手术治疗，包括人工尿道括约肌植入术、球海绵体悬吊术和经尿道注射填充剂等。

（二）勃起功能障碍

勃起功能障碍是根治性前列腺切除术常见的晚期并发症，发生率为 70.4% ～ 74.7%。术前性功能正常的患者勃起功能通常会在术后 3 ～ 6 个月开始逐步恢复，并且在术后数年内仍有持续改善的可能。然而，在大多数情况下，术后勃起功能无法完全恢复到术前的水平。如果勃起功能无法恢复，临床治疗选项主要包括使用真空负压抽吸装置、阴茎假体植入手术以及药物治疗等方法。

（三）膀胱尿道吻合口狭窄

膀胱尿道吻合口狭窄一般会导致患者出现排尿困难、下腹部不适、充溢性尿失禁等症状，膀胱尿道吻合口狭窄发生率为 0.48% ～ 32%，通常在术后一年内发生。膀胱尿道吻合口狭窄发生的原因可能是吻合时膀胱尿道黏膜未充分贴合、尿液外渗或局部血肿干扰膀胱颈吻合口愈合等。治疗膀胱尿道吻合口狭窄时，首先，应进行尿道扩张，其次，考虑尿道内切开和内镜下注射糖皮质激素。对于长期或持续性的吻合口狭窄，可能需要切除尿道瘢痕组织至外括约肌部位。切除后，通常需要定期扩张吻合口来保持通畅。

（王　政）

【专家点评】

自 1991 年首次实施腹腔镜根治性前列腺切除术以来，外科手术治疗前列腺癌经历了从传统开放手术到微创手术的转变。这一变革在提升手术效果的同时，显著减少了患者的创伤，降低了风险和并发症的发生率。尽管如此，根治性前列腺切除术仍伴随一定的风险和并发症，如麻醉风险、术中出血、尿失禁及肿瘤残留或复发等问题。因此，进行细致的术前评估和风险管理对确保手术安全和有效性至关重要。根据并发症发生的时间，手术并发症可分为术中并发症和术后发症 2 类，目前每一种并发症都已有相应的措施去处理。总体而言，尽管根治性前列腺切除术是治疗前列腺癌的一种有效方法，但仍需医师和患者共同评估手术的风险和益处，从而最大限度地减少并发症的发生，降低手术风险。

第 24 章　根治性前列腺切除术后尿失禁能恢复吗

　　尿失禁指尿液不受主观意志控制而从尿道溢出，与根治性前列腺切除手术相关的尿失禁称为前列腺切除术后尿失禁。它与前列腺增生切除术后尿失禁不同，前列腺癌需要切除全部前列腺腺体组织，而前列腺增生仅切除增生的前列腺腺体，就好像我们日常吃的橘子，前列腺增生仅切除橘子肉，前列腺癌需要切除橘子肉及橘子皮，完整切除整个腺体，因此，前列腺癌患者术后尿失禁发生率高。根治性前列腺切除术后尿失禁的定义并不明确，部分学者认为如果患者日常生活每天出现少量漏尿且仅需要使用一片尿垫，便可被认为不存在尿失禁；而另一些研究对尿失禁定义更严格，强调只有彻底不需要尿垫，才可认为没有尿失禁发生，这两种定义在临床上均有应用。目前临床上常规定义前列腺癌术后没有尿失禁是指术后每天不使用尿垫或者仅使用一片尿垫。

　　根治性前列腺切除术后尿失禁并不意味着手术出现了问题。实际上，尽可能将肿瘤全部切除与保留原有功能是所有手术均存在的矛盾。医师为了完整地切除肿瘤，挽救患者的生命，延缓前列腺癌的复发时间，手术中将不可避免地损伤膀胱和尿道的正常肌肉组织。因此，根治性前列腺切除术后患者几乎均存在不同程度的尿失禁，而尿控能力的恢复是一个长期的过程。有研究表明，根治性前列腺切除术后使用一片或不使用尿垫的男性比例在第 3 个月、第 6 个月、第 12 个月和第 24 个月时分别为 71%、87%、92% 和 98.5%，因此，多数根治性前列腺癌术后的患者尿失禁均可恢复，极少数既往患有糖尿病、脑梗死、高龄患者的尿失禁或将长期存在（图 24-1）。

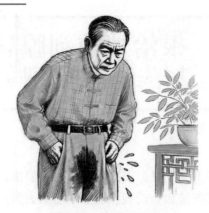

图 24-1　术后尿失禁

一、前列腺切除术后尿失禁的发生机制

正常男性的储尿、排尿依赖于泌尿系统的协调配合。在储尿阶段，膀胱收集肾脏产生的尿液并储存，膀胱会通过特定的神经肌肉调控机制而松弛，人们不会产生强烈的尿意。当膀胱储存尿液到一定的容积时，大脑产生尿意，进入排尿阶段。膀胱逼尿肌收缩，尿道括约肌松弛，尿液从尿道排空。在此过程中，无论是膀胱、尿道或是支配它们的血管神经出现病变，均会导致尿失禁等排尿问题。根治性前列腺切除术后尿失禁的发生机制主要包括尿道括约肌结构或功能异常和膀胱功能异常。

尿道的内外括约肌是男性控制排尿最重要的结构（图 24-2）。根治性前列腺切除术不仅将前列腺切除，还会损伤尿道括约肌和前列腺周围的血管和神经，导致下尿路及骨盆底解剖结构发生改变，原有的储尿、排尿体系将被破坏。

尿道外括约肌受损或功能异常是根治性前列腺切除术后尿失禁的主要原因。具体机制主要包括尿道外括约肌及其神经的损伤和功能性尿道长度不足。术中对尿道外括约肌的直接损伤或对其支配神经的损伤均可能破坏尿道外括约肌的尿控功能。功能性尿道长度是指保证尿道内压力大于膀胱内压力的尿道的长度，一般认为功能性尿道长度至少要大于 28mm 才能达到良好的尿控效果。若前列腺尖部尿道游离并切除过多，会造成功能性尿道长度缩短，从而引起严重的尿失禁。

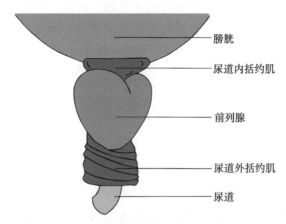

　　膀胱 —
　　尿道内括约肌 —
　　前列腺 —
　　尿道外括约肌 —
　　尿道 —

图 24-2　控制排尿的尿道内外括约肌

　　膀胱功能异常主要为逼尿肌的过度活动。逼尿肌的过度活动指的是逼尿肌异常收缩，导致人们在储尿阶段产生尿意甚至发生尿失禁。导致膀胱逼尿肌的过度活动的原因很多，包括术中损伤支配膀胱的相关神经，术后咖啡因等物质的刺激，以及手术削弱了盆底组织对膀胱的约束和支持等。患者术前就存在不稳定膀胱也可导致术后的膀胱过度活动，不稳定膀胱可能继发于前列腺疾病，也可能与术前本身存在的疾病有关，如脑血管疾病、神经系统疾病、糖尿病甚至逼尿肌老化等。

二、根治性前列腺切除术后尿失禁的评估

　　根治性前列腺切除术后的患者对于自己是否发生尿失禁应该具有基本的认知，以便就医时让医师更好地了解自己的病情。院外患者一般可以通过排尿日记或简单的问卷量表自我评估，对于严重尿失禁或经过一段时间治疗未见好转的患者，需进行尿动力学检查详细评估。

　　排尿日记是一种评估症状严重程度的标准化方法，患者记录有关排尿的各种信息，包括饮水的量和类型、排尿的量和频率、24 小时或

夜间的总排尿量及尿失禁发作的频率和程度等。由于患者对尿失禁的主观感受因人而异，当患者对漏尿感到无法忍受时，倾向于夸大尿失禁的程度，导致回忆漏尿症状时过于主观。因此，若根治性前列腺切除术后存在尿失禁，可首先进行排尿日记评估，通过 3～5 天的排尿日记来评估尿失禁情况通常比回忆更加可靠准确，详见表 24-1。

表 24-1 排尿日记评估量表

排尿时间 / 尿量	是否尿急	是否漏尿	备注	饮水时间、类型和量

国际上用于评价尿失禁的问卷较多，国际尿失禁咨询委员会尿失禁问卷简表因其操作方便而应用广泛。此量表通过询问尿失禁的频率，尿失禁的漏尿量及尿失禁对生活的影响，综合评估尿失禁的程度和发生尿失禁的特定场景，详见表 24-2。

尿动力学检查可以深入了解尿失禁发生的机制，指导下一步的治疗。通过尿流率可以了解排尿时的情况；通过膀胱测压能评估膀胱逼尿肌的功能，了解逼尿肌是否存在功能失调、反射亢进等。手术治疗尿失禁前必须进行尿动力学检查。

表 24-2 国际尿失禁咨询委员会尿失禁问卷简表

许多患者时常漏尿，该表将用于调查尿失禁的发生率和尿失禁对生活的影响程度。请仔细回想您近 4 周来的症状，尽可能回答以下问题		
1. 您的出生日期	□□□□年□□月□□日	
2. 性别（在空格处打√）	男□　　　　女□	
3. 您的漏尿次数？	从来不漏尿	□ 0
（请在空格内打√）	1 周要漏尿 1 次或经常不到 1 次	□ 1
	1 周漏尿 2 次或 3 次	□ 2
	每天漏尿 1 次	□ 3
	1 天漏尿数次	□ 4
	一直漏尿	□ 5

续表

4. 通常情况下，您的漏尿量是多少（不管您是否使用了防护用品）（请在空格内打✓）	不漏尿	☐ 0
	少量漏尿	☐ 1
	中等量漏尿	☐ 2
	大量漏尿	☐ 3

5. 总体上看，漏尿对您的日常生活影响程度如何？

请在 0（表示没有影响）～ 10（表示有很大影响）之间的某个数字上画圈

0   1   2   3   4   5   6   7   8   9   10

没有影响   有很大影响

总评分（把第 3、4、5 问题的分数相加）：

6. 什么时候发生漏尿？（请您在与您情况相符的那些空格打✓）	从不漏尿	☐
	未能到达厕所就会有尿液漏出	☐
	在咳嗽或打喷嚏时漏尿	☐
	在睡着时漏尿	☐
	在活动或体育运动时漏尿	☐
	在小便完和穿好衣服时漏尿	☐
	在没有明显理由的情况下漏尿	☐
	在所有时间内漏尿	☐

三、前列腺切除术后尿失禁的治疗

根治性前列腺切除术后尿失禁是一个令人困扰的疾病，患者往往会抗拒穿戴尿不湿，所以，及时发现前列腺切除术后尿失禁原因，缩短术后尿失禁的时间尤为重要。治疗术后尿失禁的方式包括非手术治疗和手术治疗。

（一）生活方式调整

与前列腺术后尿失禁有关的危险因素包括肥胖、吸烟和剧烈体育活动等，通过减肥、戒烟、减少剧烈的体育活动等可减少尿失禁的程度和频率。膀胱训练是一种行为疗法，其目标是纠正频繁排尿的不良习惯模式，提高患者对膀胱的控制，延长排尿间隔，增加膀胱容量，减少尿失禁的发生，恢复患者对膀胱功能控制的信心。养成定时排尿、少量多次摄入液体等习惯，有意识地进行膀胱训练对尿失禁的改善有益。

（二）盆底肌肉锻炼

盆底肌肉锻炼是目前治疗各种尿失禁最有效的方式之一。盆底肌肉对膀胱和尿道的支持作用是控尿的机制之一。男性由于尿道较长，骨盆出口较小及特有的前列腺器官，导致盆底肌肉对控尿影响较小，但是在根治性前列腺切除术后，解剖结构发生改变，固有的控尿机制被破坏，盆底肌肉对控尿的作用增加，所以，盆底肌肉锻炼可以促进尿失禁的恢复。研究表明，术前及术后早期的盆底肌肉功能锻炼对恢复尿控功能有利，对术后持续1年以上的持续性尿失禁患者来说依然有效。

盆底肌肉锻炼是有意识地对以肛提肌为主的盆底肌肉进行自主性收缩。可以通俗地认为其是"收紧屁股"的过程。例如，在公共场合不合时宜地想要排便时，主动憋住控制的动作就是盆底肌肉锻炼。盆底肌肉锻炼不受时间和地点的限制，一般在术后拔出尿管之后，如果没有特殊不适，即可开始锻炼。盆底肌肉锻炼在前列腺切除术前也推荐进行，可以促进尿失禁的早期恢复。一般建议收缩肌肉数秒，随后放松，如此反复进行，一天可进行多组锻炼，可有效促进盆底肌肉恢复肌张力，增强术后控尿能力。盆底肌肉锻炼是治疗根治性前列腺切除术后尿失禁最为简单有效，且没有任何副作用的主动治疗方式，如果前列腺术后尿失禁持续存在，推荐长期进行盆底肌肉锻炼。

（三）生物反馈治疗

生物反馈是一种评价和治疗盆底功能障碍的高级训练方法。由于盆底肌肉锻炼的疗效受到患者训练质量的影响，所以，客观评估训练质量的生物反馈应运而生。生物反馈是盆底肌肉锻炼的一部分，其通过特定的仪器将盆底肌肉锻炼的效果以视觉、触觉、听觉或语言反馈给患者，让患者了解盆底肌肉生理状态的变化，达到最优的治疗效果。应用生物反馈指导训练盆底肌，可巩固盆底肌肉锻炼的效果。然而部分研究表明，是否进行生物反馈仅对早期的治疗效果有益，而对长期的治疗效果并无影响。开展生物反馈治疗需要特定的仪器，受限于时间和地点，如果患者迫切希望改善尿失禁的现状，或者无法学会正确的盆底肌肉锻炼，推荐进行生物反馈治疗。

（四）其他非手术治疗

电刺激、药物也是治疗根治性前列腺切除术后尿失禁的方法。电刺激对于前列腺切除术后尿失禁有一定的治疗效果，可能缩短尿失禁的持续时间，促进控尿功能的恢复。某些药物如度洛西汀可以通过促进括约肌收缩起到控尿的作用，但可能出现高血压等不良反应，需要在医师的指导下用药，并遵从医嘱定期复查。目前尚没有疗效确切、不良反应小的药物治疗前列腺切除术后尿失禁，因此，药物治疗通常不作常规推荐。

（五）手术治疗

对于非手术治疗无效、严重尿失禁和长期持续尿失禁的患者，推荐手术治疗。手术治疗主要包括人工尿道括约肌置入术，吊带术和尿道旁移植物注射治疗等术式。

1. 人工尿道括约肌置入术　是目前治疗自体括约肌缺陷引起的重度尿失禁的金标准，成功率可达到 90%，远期疗效理想。人工括约肌是一种通过手术放置于膀胱颈和尿道周围处的置入装置，可促进收紧尿道以防止漏尿。尽管人工尿道括约肌置入术治愈率高，但是也存在发生并发症的风险。长期使用过程中因机械故障、尿道萎缩、感染和尿道侵蚀等原因，具有一定的再手术率。曾接受放疗、高龄、糖尿病等因素会增加出现并发症的风险（图 24-3）。

2. 吊带术　主要适用于轻度或中度的尿失禁。施行吊带术是将一根特殊的"吊带"置于尿道下方，"吊带"将尿道提起，通过物理压缩和弯曲的手段，增加尿液通过的难度，从而起到增强控尿的作用。男性吊带置入术治疗前列腺术后尿失禁在国内处于起步阶段，仅有少数专家在探索该术式的有效性和安全性。

3. 尿道旁移植物注射治疗　主要适用于轻度尿失禁。手术是在膀胱镜监测下经会阴将移植物注射入尿道球部黏膜下，使该处黏膜隆起并闭合尿道，达到增加尿道闭合压的作用。由于该治疗方式操作简便、创伤较小，尤其适合根治性前列腺切除术后身体情况较差而不适合行侵入性治疗的患者。然而，研究表明注射治疗的短期疗效尚可接受，但长期疗效并不理想，可能与注射的移植物快速迁移至别处有关。尽

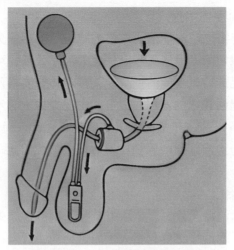

图 24-3 人工尿道括约肌置入术

管因操作简单，创伤较小创造了多次注射治疗的机会，但是移植物可能诱发机体产生过敏反应，且注射治疗可能造成感染，导致尿道组织弹性下降，引起更加严重的尿失禁或者继发排尿困难等并发症。

根治性前列腺切除术后尿失禁是困扰前列腺癌患者术后的难题。由于根治肿瘤与保留功能的矛盾性，手术施行过程中，对一些晚期患者医师只能尽可能将肿瘤切除干净，以延长患者寿命。近年来保留神经血管束的根治性前列腺切除术，机器人辅助腹腔镜根治性前列腺切除术不断发展，为精准切除肿瘤组织，尽可能保留控尿功能提供了新方向。

(毕凯鹏)

【专家点评】

多数前列腺癌患者在根治性前列腺切除术后会发生尿失禁，尿失禁严重影响患者的生活质量。发生尿失禁的患者多数在 3 ～ 6 个月内恢复，少数患者可能会持续 2 年，极少数患者终身尿失禁。患者自我评估尿失禁的方式包括排尿日记和问卷量表，尿动力学检查有助于明确尿失禁的原因。发现尿失禁后即开展非手术治疗，首先推荐盆底肌肉锻炼，可联合改变生活方式、生物反馈、电刺激、药物等增强疗效。非手术治疗无效或严重尿失禁推荐手术治疗，手术方式包括人工尿道括约肌置入术、吊带术、尿道旁移植物注射治疗等。

第 25 章　根治性前列腺切除术后勃起功能障碍（阳痿）与治疗

　　根治性前列腺切除术是目前临床治疗前列腺癌的主要手段，然而，由于阴茎海绵体神经血管束与前列腺在解剖结构上毗邻（图 25-1），在根治性前列腺切除术中容易受到损伤导致勃起功能障碍，因此，这也成为最令患者关注的术后并发症之一。尽管对前列腺癌的认识不断深入，相应的手术方式也在不断改进（尤其是保留双侧神经血管束的根治性前列腺切除术的开展，以及视野放大及微创更清晰的腹腔镜技术、机器人辅助腹腔镜技术的应用），但根治性前列腺切除术后勃起功能障碍的发生率仍然较高。

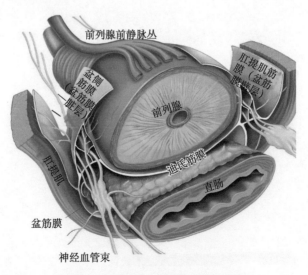

图 25-1　前列腺与相邻的神经血管束

一、勃起功能障碍（阳痿）

勃起功能障碍即患者说的阳痿，是指在性交时，阴茎勃起硬度不足以插入阴道，或阴茎勃起维持时间不足以完成满意的性生活。一项对全国 30 个省和自治区 40 岁以上男性的调查显示，40 岁以上男性勃起功能障碍患病率为 40.6%，其中 40～49 岁、50～59 岁、60～69 岁、70 岁以上男性患病率分别为 18.1%、23.6%、48.4%、81.6%。

导致勃起功能障碍的因素一般包括①心理性因素：紧张、压力、抑郁、焦虑、伴侣感情不和等，心理性勃起功能障碍是最常见的类型。②器质性因素：包括血管性及神经性因素、手术与外伤、内分泌疾病、慢性病、长期服用某些药物、阴茎本身疾病等。器质性勃起功能障碍占总勃起功能障碍患者的 15%～20%，根治性前列腺切除术后出现的勃起功能障碍多为器质性。按照国际研究机构推荐的分类方法，器质性勃起功能障碍又可分为神经源性、内分泌性、血管性、平滑肌损伤等类型。③混合性因素：精神心理因素和器质性因素共同导致。④其他特殊因素：如高催乳素血症、亚临床内皮功能障碍、胰岛素抵抗、系统硬化性疾病、脑实质神经白塞病等。

二、根治性前列腺切除术后勃起功能障碍

正常状态下阴茎勃起是通过性刺激，介导海绵体神经末梢及血管内皮细胞释放神经递质，从而作用于阴茎血管平滑肌使其扩张充血，最终实现阴茎勃起。前列腺癌及其治疗过程可能会对男性的性功能造成影响。目前，已知的根治性前列腺切除术后对勃起功能障碍的可能影响因素通常包括以下内容。

1. **手术损伤**　根治性前列腺切除术后神经血管解剖可能会发生改变，继而导致阴茎海绵体平滑肌损伤，造成勃起功能障碍。

2. **理化因素**　勃起功能障碍与阴茎缺氧紧密相关，阴茎缺氧可导致阴茎海绵体胶原沉积、平滑肌细胞凋亡和纤维化，造成勃起功能障碍。

3.多因素联合作用 年龄、合并症、手术方式、术前性功能、肿瘤临床分期等多个因素影响。

除根治性前列腺切除术外，放射治疗、激素治疗也分别与男性勃起功能障碍、性欲减退相关。

（一）放射治疗与勃起功能障碍

与根治性前列腺切除术相比，放射治疗对性功能的影响更为缓慢，放疗后6个月至2年是患者出现勃起功能障碍的高峰，且勃起功能障碍的发生率因放射治疗方式而异。近距离放射治疗与外照射放射治疗相比略有优势，因为与经皮照射相比，近距离放射治疗由于存在剂量梯度，周围组织可以免受射线照射。接受近距离放射治疗后，有25%～50%的患者会发生勃起功能障碍，而接受外照射治疗后，出现勃起功能障碍的患者比例可达到35%～60%。

（二）激素治疗与性欲减退

性欲是一种动机状态，促使个体寻找并从事性活动，具有性意义的认知、感觉和情绪可以刺激大脑，引起性欲，这是整个性反应的第一步。前列腺癌的内分泌治疗会降低睾酮水平，而睾酮在性反应中发挥了重要作用，因此，接受前列腺癌内分泌治疗的患者可能会出现性腺功能减退，从而导致性欲低下和勃起功能障碍。

三、术后勃起功能障碍的诊断和检查

（一）病史采集

病史采集对诊断和评估勃起功能障碍非常重要，主要包括性生活史、既往疾病史(如高血压、糖尿病、心血管疾病、神经系统疾病等)、手术史、外伤史、药物史、不良生活习惯或嗜好史（如吸烟、酗酒、吸毒史等）。病史采集可以帮助医师充分了解患者阴茎勃起功能情况及患者是否存在勃起功能障碍相关危险因素。

同时，可以通过国际勃起功能问卷-5（IIEF-5）和勃起硬度评估表（EHS）2个量表对患者进行评估以协助诊断，详见表25-1、表25-2。

表 25-1　国际勃起功能问卷 -5 评分表

请根据您过去 3 个月的性生活实际情况回答以下问题，选择适当评分

	1	2	3	4	5	得分
①您如何评价获得并保持勃起的信心?	很低	低	中等	高	很高	
②当您在性刺激下勃起时，有多久阴茎的硬度足以插入阴道?	几乎没有或从来没有	少数时候（小于50%时间）	有时（约50%时间）	大多数时候（超过50%时间）	几乎每次或每次	
③在性交过程中，当您插入阴道后，有多长时间能够维持勃起?	几乎没有或从来没有	少数时候（小于50%）	有时（约50%时候）	大多数时候（超过50%时间）	几乎每次或每次	
④在性交过程中，您保持勃起至完成性交有多困难?	相当困难	很困难	困难	有点困难	不困难	
⑤当您尝试性交时，您有多少时候感到满足?	几乎没有或从来没有	少数时候（小于50%时间）	有时（约50%时间）	大多数时候（超过50%时间）	几乎每次或每次	

　　勃起功能障碍严重程度分为 5 类：IIEF-5 评分≤ 7 为重度，8 ～ 11 为中度，12 ～ 16 为轻度至中度，17 ～ 21 为轻度，22 ～ 25 为无勃起功能障碍。

表 25-2　勃起硬度评估表

评分	阴茎勃起情况
0 级	阴茎不增大
1 级	阴茎可充血增大，但不硬
2 级	阴茎变硬但不够坚硬，不足以插入阴道
3 级	阴茎硬度足以插入阴道，但并非完全坚硬
4 级	阴茎完全坚硬

（二）体格检查

体格检查对勃起功能障碍的诊断非常重要，一般分为常规体格检查和专科检查。

常规体格检查包括：一般生命体征、精神状态及整体发育情况等。专科检查的重点为第二性征（需重点关注患者皮肤、体型、脂肪分布、骨骼及肌肉发育情况、有无喉结、胡须和体毛疏密程度、有无男性乳腺发育等）及生殖系统检查。既往有心血管病史患者建议行血压及心率测定，肥胖患者建议测量腰围及计算身体质量指数。

（三）实验室检查

尽管大多数患者无法通过实验室检查获得准确诊断，但却为勃起功能障碍的部分原因及合并症提供了线索。实验室检查包括空腹血糖、糖化血红蛋白、血脂及清晨禁食的总睾酮水平。清晨总睾酮的筛查适用于勃起功能障碍伴性欲低下或 40 岁及以上的男性。

此外，根据患者的个人情况可选择黄体生成素、卵泡刺激素、泌乳素、游离睾酮、甲状腺激素、全血细胞计数和尿液分析等作为补充检查。

四、勃起功能障碍治疗

目前治疗勃起功能障碍的方法包括：药物治疗，如磷酸二酯酶 5 型（phosphodiesterase 5，PDE-5）抑制剂、雄激素、自我注射治疗。此外，还有物理治疗（真空勃起装置）和手术治疗。

（一）口服药物

口服药物治疗包括 PDE-5 抑制剂、雄激素等。因雄激素水平低下导致的勃起功能障碍，激素替代治疗是主要治疗方法，包括十一酸睾酮胶丸、雄激素注射剂等，通过补充雄激素，可提高性欲、改善勃起功能。

PDE-5 抑制剂是目前临床治疗勃起功能障碍的首选药物，其中最为人熟知的是枸橼酸西地那非，俗称"伟哥"。除此之外，还有他达拉非、伐地那非和阿伐那非等。枸橼酸西地那非和伐地那非的作用相似，这些药物需要空腹服用，以达到最大程度的吸收。他达拉非与其他药物不同，它不受食物的影响，因此，不必空腹服用，此外它需要更长的时间吸收，半衰期更长，因此，在体内作用的时间更长。目前，他达拉非是唯一可以每日使用而非按需使用的口服药物。假如患者曾经口服药物后效果不佳，并不表示其他口服药物对患者也没有作用。尤其是在重度勃起功能障碍的男性中，他达拉非（每日一次制剂）与枸橼酸西地那非（按需使用）联合治疗可改善勃起功能。如果患者在尝试不同的药物后仍然没有勃起，可能因为出现了严重的血液循环障碍或神经损伤，从而使药物疗效降低。

对于一些年轻的患者，在接受保留神经血管束的根治性前列腺切除术后，可推荐其服用以上药物，促进血液流入阴茎并刺激勃起相关神经。这些神经越早开始工作，患者恢复正常勃起功能的机会就越大。但在患有严重糖尿病伴随周围神经病变的患者中，勃起神经可能受损，因此，这些药物可能效果较差。需要注意的是，正在服用硝酸盐类药物（硝酸甘油、长效硝酸盐、异山梨醇等）的患者，不能服用这些口服药物，否则会导致严重低血压。

不良反应：由于磷酸二酯酶的其他亚型在阴茎以外的组织中受到抑制，可能会出现头痛、消化不良、面部潮红、头晕、鼻塞、呕吐、腹泻、视觉障碍、眼痛、背痛和肌痛等不良反应。

（二）真空勃起装置

根治性前列腺切除术中可能损伤海绵体神经，同时，由于术中结扎了阴茎背深血管复合体，减少了动脉血流量，导致阴茎缺氧，继而引起海绵体纤维化。真空勃起装置可以通过增加动脉血流量来防止缺氧性损伤、细胞凋亡和纤维化，进而改善勃起功能。

真空勃起装置是指将阴茎插入到由手动或电动抽吸空气产生负压的圆筒中，这种负压促进血液流入阴茎，使得阴茎海绵体充血。在获得足够的阴茎硬度之后，将收缩环沿圆柱体向下滑动到阴茎的根部防止血液流出，释放真空并移除圆筒，从而在性活动时维持勃起状态。但需要注意收缩环在阴茎上不得超过 30 分钟，以防止缺血（图25-2）。

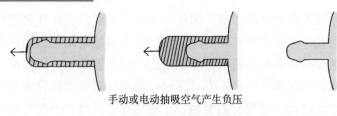

手动或电动抽吸空气产生负压

图 25-2 真空勃起装置

　　根治性前列腺切除术后使用真空勃起装置有助于提高患者或配偶的性满意度，并有可能使患者恢复自然勃起。真空勃起装置可作为根治性前列腺切除术后阴茎康复的二线治疗，并且在某些情况下（如不能使用 PDE-5 抑制剂）应被考虑为一线治疗。

（三）阴茎自我注射

　　当血液流入阴茎海绵体时，阴茎会发生勃起。阴茎自我注射是通过一根细针直接将药物注射到阴茎海绵体内，刺激血液流动而产生勃起的有效技术。阴茎自我注射产生的勃起可以持续 30 分钟至 2 小时，治疗次数应限制在 1 周 2 次左右，太过频繁会造成阴茎瘢痕或阴茎损伤（图 25-3）。

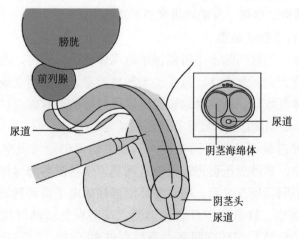

图 25-3 阴茎自我注射

阴茎自我注射是治疗勃起功能障碍较为有效的药物疗法，常用注射药物包括前列地尔、罂粟碱和酚妥拉明等。前列地尔可单独用于海绵体注射，也可与其他药物（如罂粟碱或酚妥拉明）联用，并且使用前列地尔后阴茎异常勃起和纤维化的发生率低于罂粟碱。然而，与上述其他药物相比，前列地尔更容易引起阴茎疼痛，在注射液中加入局部麻醉剂可缓解疼痛，并且药物慢速注射比快速注射引起的疼痛更少。

一般情况下，长期使用阴茎自我注射治疗后，阴茎海绵体血管的血流动力会有所改善。然而，该疗法可能会导致海绵体纤维化，需要谨慎使用，控制使用频率。

（四）阴茎植入物

在治疗顽固性勃起功能障碍的方法中，手术植入阴茎假体被认为是恢复勃起功能的最佳方法。越来越多的研究证据表明，早期植入阴茎假体可以使得某些患者受益。

阴茎假体可分为半硬性、两件套和三件套 3 种类型。半硬性装置由植入阴茎体内的 2 个刚性圆柱体组成，在相应阴茎海绵体中为阴茎提供刚性（图 25-4）。两件套装置由阴囊泵和带有内置储液器的圆柱体组成，而三件套装置由可膨胀圆柱体、阴囊泵和单独储液器组成。患者通过挤压阴囊泵，驱使储液器中的液体流入阴茎圆柱体中，使阴茎圆柱体膨胀，进而实现阴茎勃起。按压释放阀后，液体可返回到储液器，使阴茎恢复到疲软状态（图 25-5）。

三件套与两件套、半硬性阴茎假体相比具有更加自然的外观，但是三件套装置中的单独储液器通常放置在腹膜外耻骨后间隙中，这可能导致耻骨周围结构损伤（图 25-6）。两件套装置则不用单独放置储液器，这对于因高龄或神经系统疾病而导致活动受限的患者来说是更好的选择。

患者在阴茎假体植入术后，可能会因为排斥反应或尿道组织薄弱而出现尿道破裂，植入物通过阴茎或尿道脱出。其中半硬性阴茎假体装置由于压力恒定，该并发症更为常见。其他并发症包括术后感染、疼痛等，在假体装置中添加抗生素可避免术后感染的发生。

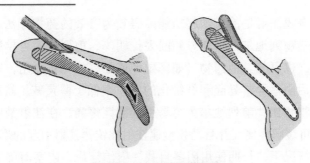

图 25-4　半硬性阴茎假体

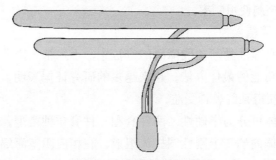

图 25-5　两件套阴茎假体

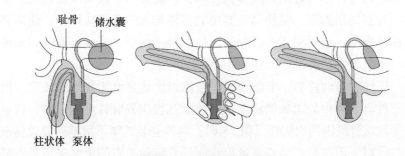

耻骨　储水囊

柱状体　泵体

图 25-6　三件套阴茎假体

（叶洲杰）

【专家点评】

　　根治性前列腺切除术是前列腺癌的标准治疗方法之一，前列腺癌的治疗效果影响患者的生活质量和生命健康。患者在接受治疗后经常出现性功能下降这一长期副作用，因此，需要在治疗方式的选择和术后康复这两方面进行优化。关于根治性前列腺切除术后勃起功能障碍的最佳管理，目前尚未达成共识，然而大家一致认为治疗必须及时，以防止阴茎组织纤维化。根治性前列腺切除术后的勃起功能障碍对许多患者和医师来说都是一个挑战，目前的治疗方案仍以 PDE-5 抑制剂作为一线治疗，同时，根据实际情况联合应用其他治疗方法。相信在不久的将来，临床上会出现更好的治疗方法来帮助患者改善术后勃起功能障碍。

第 26 章 根治性前列腺切除术后休养注意事项

　　根治性前列腺切除术后患者的住院时间根据患者的年龄、身体状态及具体术后恢复情况判定，如果术后恢复比较顺利，患者住院 3 ～ 5 天即可。若存在并发症或身体状况较差，患者的住院时间可能会延长。术后患者的身体比较虚弱，需要一段时间的休养调理，术后休养的主要目的是尽快恢复正常生活，在此期间患者需要注意休息，避免过度劳累，保证充足的睡眠时间。除此之外，患者还需关注术后病理结果，在术后 6 周时复查血清 PSA，根据病理结果和术后 PSA 结果决定是否追加内分泌治疗或放射治疗。

一、导尿管相关注意事项

　　导尿管是一种由尿道插入膀胱引流尿液的管道，由天然橡胶、硅橡胶或聚氯乙烯制成。导尿管插入膀胱后，其头端有一水囊，注水充盈后可将导尿管头端固定于膀胱内，导尿管末端则连接尿袋以收集尿液（图 26-1）。尿管置入后应正确固定尿管并保证尿管畅通，如有阻塞应及时检查并调整尿管的位置，必要时更换。尿袋应保持低于膀胱水平至少 20cm，尿管不能扭曲，并且尿袋过满时需要及时排出。如果尿管中有小血块，可以用

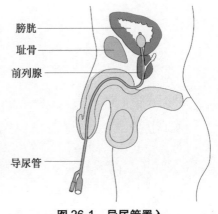

膀胱
耻骨
前列腺

导尿管

图 26-1　导尿管置入

手快速捏导尿管橡胶和尿袋接头的位置，形成微小水流冲开小血块。

随着导尿管留置时间的增加，下尿路细菌感染的风险也会增加，有可能对术后早期恢复产生影响，因此，保持阴茎末端导管处的清洁至关重要。患者应每天使用碘伏或清水擦洗尿道口、清理尿道口及尿管上粘连的血痂及异常分泌物，防止泌尿系统感染。此外，患者应定期更换尿袋或使用抗反流尿袋，避免细菌沿导尿管逆行感染下尿路。

关于术后拔除导尿管的时间，应首先保证尿道膀胱吻合口有足够时间愈合，并尽量减少导管置入给患者带来的不适，各家医院术后拔除导尿管时间不一致，因为每位患者病情不同，目前没有统一拔尿管时间，需要咨询专业医师。导尿管通常在术后 2 周左右拔除，但若术后出现了尿道吻合口瘘、漏尿等并发症，则须待瘘口完全闭合后再拔管。

膀胱痉挛是指膀胱平滑肌或膀胱括约肌痉挛性收缩，在临床上的表现以尿淋漓、暂时性闭尿和尿性腹痛为主要特征。长时间留置尿管或尿管球囊过度压迫膀胱颈，可能导致膀胱颈和尿道水肿，进而引起膀胱痉挛。此外，导尿管堵塞也可能引起膀胱痉挛。口服抗胆碱能药物已被证明可减少导尿管引起的疼痛，如托特罗定、琥珀酸索利那新片等。米拉贝隆作为抗胆碱能药物的替代及辅助药物，对抑制逼尿肌过度收缩有很好的效果，能够有效缓解膀胱痉挛。对于非手术治疗和药物治疗无效的难治性膀胱痉挛患者，膀胱内注射肉毒杆菌毒素可缓解症状。

二、术后锻炼

（一）围手术期恢复性锻炼

在接受根治性前列腺切除术后，如果患者术后恢复较好，没有出现感染、出血等并发症，则可在术后 2～3 天后适当下床活动，避免形成下肢静脉血栓。如果患者术后恢复较差，出现手术相关并发症，则需延迟下床活动的时间。患者长时间卧床时，需要家属或护理人员定期予以翻身、叩背促排痰，防止压疮和肺炎的发生。此外，还应加强下肢小腿到大腿的肌肉按摩，避免形成下肢静脉血栓。

　　患者在术后 3 个月内不宜做剧烈活动，如跑步、骑车等，因为上述运动可能会造成尿道吻合口出血。糖尿病等基础性疾病会影响到伤口愈合，这些合并症患者需要延长休息时间（图 26-2）。

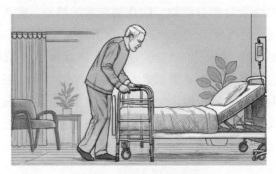

图 26-2　术后恢复性锻炼

（二）控尿功能锻炼

　　根治性前列腺切除术会不可避免地损伤尿道括约肌及周围组织韧带，使得盆底肌松弛，导致术后一段时间内出现尿失禁。患者在日常生活中，应尽量避免压迫会阴的运动（如骑自行车或电动车、久坐不动等），同时要适当进行提肛运动，即有规律地往上提收肛门，然后放松，锻炼盆底肌群和肌肉协调性，强化盆底肌力量，有助于恢复控尿功能。

　　提肛运动具体方法：从拔除导尿管后开始，站立或坐、躺时用力收缩肛门保持 2 ～ 3 秒，然后放松肛门 2 ～ 3 秒，一收一松为 1 组，每次练习 10 组，每组做完出现轻微会阴部酸胀感则为有效，每天至少练习 3 次。

　　提肛运动需要特别注意的是：锻炼强度要适宜，避免过度运动影响第 2 天的锻炼。不能因担心漏尿而减少饮水，多饮水并不会加重尿失禁。若出现下腹部、尿道或肛门疼痛、排尿困难等不适，应立即停止锻炼并到医院进行相关检查。

三、术后饮食

根治性前列腺切除术后当天要严格禁食、禁水，术后 1～2 天患者肠道通气后可进食流质饮食（米汤、果汁、蛋汤等），但不推荐进食牛奶和豆浆等容易引起胀气的食物。术后 2～3 天可以过渡到半流质饮食（面条、馄饨、蒸蛋等，以及容易消化的水果如猕猴桃、火龙果等），少食多餐。通常情况下，术后 3～5 天可恢复正常饮食，术后 1～3 个月饮食应该以易消化、高营养的食物为主。

患者要多吃高蛋白食物，如鱼虾、瘦肉、牛奶等，多吃水果和蔬菜，有助于伤口尽快愈合。患者应多喝水增加排尿量以冲洗尿道，缓解手术切口水肿并排出炎性分泌物。由于大多数患者为老年人，术后较容易出现便秘，这会导致伤口疼痛及前列腺窝出血，甚至影响尿道吻合口愈合。因此，术后可适当进食水果、粗纤维蔬菜（芹菜、木耳等）或谷物（玉米、小米等），避免便秘的发生。

值得注意的是，术后患者应减少高脂饮食，特别是饱和脂肪的摄入（肥肉、黄油、奶酪等）。饮食须以清淡为主，少盐、少糖，避免油腻、辛辣刺激性食物，避免腌制、熏烤和油炸食物，禁酒禁烟，饮食应全面搭配，营养均衡。

四、伤口护理

根治性前列腺切除术后伤口一般 1～2 周可以拆线，如果患者存在年龄较大、营养不良、糖尿病或应用激素等情况，伤口愈合可能会较慢，应推迟拆线时间。在拆线前要保持伤口部位清洁、干燥，尽量以擦拭的方式代替洗澡，避免伤口部位沾水引起感染。如果出现伤口周围红肿、疼痛、感染、开裂等情况，则需及时至医院就诊，进行伤口清创缝合处理和抗感染治疗（图 26-3）。

患者在恢复期间，也需要注意保持尿道口的清洁，在排尿之后，需要进行擦拭，并且每天清洗，以免尿液、分泌物堆积引起感染等不良症状。

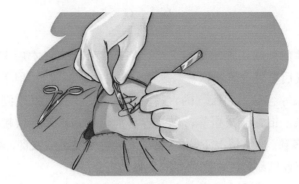

图 26-3　手术切口缝合

五、术后特殊情况处理

（一）尿路感染

根治性前列腺切除术后尿路感染多表现为尿道烧灼感、尿液浑浊、尿道口分泌物增多甚至发热。术后恢复期间患者需多饮水、注意休息、加强营养、避免久坐。若出现尿道烧灼感、尿痛症状时需复查尿常规，根据检查结果接受抗感染药物治疗。此外，如果体温超过38℃，需要及时就诊，排查发热原因后，对症下药。

（二）出血

患者术后可能会出现血尿、导尿管周围出现血性分泌物等症状。若尿液中有少量出血无须紧张，先确认血尿原因（活动过度、口服抗凝药物、导尿管摩擦等），尽量避免血尿诱发因素，多饮水避免形成血块堵塞尿管。若出现持续性血尿、出血较多时，需及时至医院就诊行相应处理。

（三）导尿管周围漏尿

根治性前列腺切除术后可能会出现导尿管周围漏尿的情况，可能是导尿管水囊位置发生变化：水囊离开膀胱颈部，尿液从导尿管周围漏出。一般在调整体位后情况会逐渐缓解，若漏尿持续时间较长，并且在改变体位后无法改善，须及时联系医师进行相应处理。

（四）尿道狭窄

根治性前列腺切除术后可能出现拔除尿管后尿线变细、排尿困难等症状，此时可能出现尿道狭窄，需及时复诊以明确诊断，必要时行尿道扩张甚至再次手术。

（五）下肢深静脉血栓

患者术后有形成下肢深静脉血栓的可能，表现为下肢肿胀、皮肤温度升高及疼痛等。深静脉血栓往往有脱落的风险，一旦血栓脱落，血栓随血液流向身体各处，随时可能会堵塞血管造成栓塞（尤其易发生肺栓塞），轻者会出现胸闷、气短、胸痛等症状，严重者会出现呼吸困难、晕厥甚至危及生命。为预防下肢深静脉血栓，患者术后应按摩双下肢促进血液循环、穿医用弹力袜、积极下床活动，必要时口服抗凝药物（需在医师指导下使用）。患者一旦出现相关症状，应尽早就医诊断治疗。

（叶洲杰）

【专家点评】

> 根治性前列腺切除术后的休养是患者术后康复的重要一环，涉及患者合理锻炼、饮食调整、伤口清洁、导尿管护理等多个方面。

此外，患者还需保持乐观心态，积极配合医师治疗，谨遵医嘱并定期复查，以监测术后恢复情况。由于根治性前列腺切除术对神经、血管及肌肉造成一定损伤，患者可能会出现不同程度的尿失禁现象，因此，需养成定时排尿、避免憋尿的习惯，并坚持做提肛运动，以改善术后尿失禁。除此之外，患者还要保持乐观心态，积极配合医师、谨遵医嘱、戒除不良嗜好、定期复查、保持良好的生活习惯。

第 27 章 根治性前列腺切除术后的放疗及内分泌治疗

根治性前列腺切除术是前列腺癌患者的综合治疗方法之一,若术后患者的病理学检查提示侵袭性病理特征(即包膜外侵犯、精囊浸润或淋巴结转移),那么单纯的手术治疗可能无法良好地控制肿瘤,需考虑术后行放射治疗或内分泌治疗等。

一、辅助放射治疗

术后病理提示切缘阳性、病理分期在 pT3 ～ pT4 的患者有较高的生化复发、临床进展和肿瘤特异性死亡风险。其中,切缘阳性是指送检的病理组织边缘有肿瘤细胞,表明体内可能还有肿瘤细胞残留(图 27-1)。这部分患者在控尿恢复后应立即接受辅助放疗,可以显著提高患者的肿瘤特异性生存率。

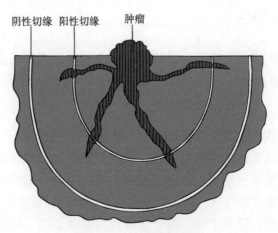

阴性切缘 阳性切缘 肿瘤

图 27-1 手术切缘示意图

辅助放疗是指在无生化复发（术后生化复发定义为术后连续两次检测 PSA > 0.2ng/ml 且有上升趋势）情况下，术后 1 ～ 6 个月对前列腺、精囊腺和盆腔淋巴结区域行放射治疗。在具有侵袭性病理特征的患者中，术后即刻放疗可降低复发风险。挽救放疗是指对术后生化复发但没有远处转移的患者的前列腺和周围组织（包括淋巴结）进行放射治疗。术后接受早期挽救放疗可以增加患者生存时间，一般在 PSA < 0.5ng/ml 时进行早期挽救放疗。

进行辅助放疗时，膀胱颈部及尿道受到射线照射，患者可能会出现尿频、尿急等下尿路刺激症状。由于放疗可能会导致黏膜的毛细血管出现扩张，腹压增高可能会导致毛细血管破裂，进而导致患者出现血尿。如果血尿症状超过 1 周，建议患者到医院检查。若直肠前壁受到射线照射，患者可能出现大便次数增多、脓血便等症状。除此之外，患者还可能出现局部皮肤的放射性损伤，对症治疗可以好转。

二、辅助内分泌治疗

术后病理若提示淋巴结转移，则推荐辅助内分泌治疗（必要时联合辅助放疗）。前列腺癌的内分泌治疗又称雄激素剥夺疗法，是临床上抑制雄激素分泌或活性的治疗方法。淋巴结转移患者早期辅助内分泌治疗（生化复发前，术后不超过 2 ～ 3 个月）能够改善 10 年肿瘤特异性生存率。

内分泌治疗药物包括促黄体生成素释放激素激动剂和拮抗剂（即药物去势治疗，代表药物有亮丙瑞林、戈舍瑞林、地加瑞克等）、雄激素受体拮抗剂（常用药物有比卡鲁胺）、雄激素生物合成抑制剂（代表药物阿比特龙等）。辅助内分泌治疗用药方案首选最大限度雄激素阻断法，即"去势 + 抗雄激素药物"。这种方法比单纯去势治疗效果更好，可以延长患者的生存期。

内分泌治疗通过药物来降低男性体内的雄激素水平，雄激素水平降低后会有一系列副作用，包括性欲减退、潮热、男性乳腺胀痛、骨质疏松、认知功能障碍及男性雄激素降低引起的心血管副作用。因此，内分泌治疗患者需要补充钙剂，合并心脏病患者需要定期进行心脏方面的检查。此外，药物本身会导致药物性肝功能受损，建议患者用药期间定期监测肝功能，若出现肝功能异常，须及时就诊调整药物使用。

三、术后复查项目

根治性前列腺切除术后 4～8 周 PSA 应降至无法检测水平，若 PSA 无法降至 $0.1～0.2ng/ml$ 以下，原因可能为肿瘤局部残留、残留良性前列腺组织及术前存在肿瘤转移等，需对患者重新进行评估，并选择相应治疗方案。建议术后 3 个月内每个月检查 1 次 PSA 水平，如果 PSA 降至 $0.1ng/ml$ 以下，1 年内每 3 个月检查 1 次。如无进展，1 年后每 6 个月检查 1 次。

（叶洲杰）

【专家点评】

前列腺癌患者在接受根治性前列腺切除术后，仍可能存在切缘阳性和淋巴结及骨转移的风险。因此，手术之后的后续治疗十分关键。放疗是前列腺癌术后后续治疗的一种主要方式，旨在杀死肿瘤细胞的同时，还可以激活宿主的肿瘤免疫，改变宿主的肿瘤免疫微环境。此外，辅助内分泌治疗可以减小前列腺肿瘤的体积、消除微小病灶，并且诸多循证医学证据证实辅助内分泌治疗能给前列腺癌术后患者带来显著获益。总体而言，前列腺癌的治疗任重而道远，期待基因分型等精准医学的探索，能提出更有效的个体化治疗方案。

第 28 章 根治性放疗可以得到与手术治疗一样的根治效果吗

前列腺癌是威胁我国男性健康的主要恶性肿瘤之一，放射治疗是前列腺癌的主要治疗方式之一，可以贯穿前列腺癌的整个治疗过程。根治性放疗指应用肿瘤致死量的射线，消灭恶性肿瘤的原发和转移病灶，该治疗方案在世界范围内得到广泛应用。目前放疗可以作为前列腺癌早期患者的根治性治疗手段之一，在中晚期患者的临床治疗中也起着重要作用。

一、放射治疗的具体方法

（一）内照射放疗

内照射放疗是将放射性同位素密封在微小粒子中，随后通过穿刺针、导管或其他类型的载体，将这些粒子放置于肿瘤区域。随着放射性同位素的自然衰变，它们释放出辐射来损伤附近癌细胞。留在体内几周或几个月后，同位素就会完全衰变，不再释放辐射，因此，这些粒子在发挥作用后不必特意取出，留在体内也不会对患者造成伤害。在肿瘤接受局部高剂量治疗的同时，周围的健康组织受到损伤的概率也大大降低。同时，与外照射治疗相比，内照射放疗在植入粒子后无须其他处理，患者可以减少来院就医的次数，治疗更加简捷方便（图 28-1）。

（二）外照射放疗

1. 常规外照射 医师通过定位机透视来确定肿瘤的范围，然后在患者皮肤上进行标记。常规外照射放疗作为最基础的放疗方法，只能用于简单、规则的照射区域，使得周边很多正常组织受到照射，造成不必要的损伤，因此，该方法在放疗科已经很少应用（图 28-2）。

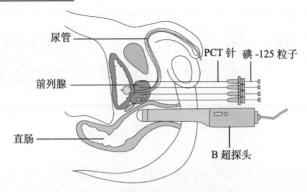

尿管

PCT 针　碘 -125 粒子

前列腺

直肠

B 超探头

图 28-1　B 超引导下放射性粒子植入

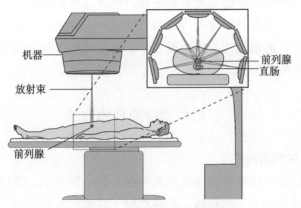

机器

放射束

前列腺

前列腺
直肠

图 28-2　前列腺癌外照射放疗

2. 三维适形放疗　是一种高精度的放射治疗，它利用 CT 图像重建肿瘤三维结构，根据靶区的三维形状修饰放射线，使得射线的三维分布与靶区形状一致，从而确保射线能够精准地照射到肿瘤，同时减少对周围正常组织和器官的照射。三维适形放疗特别适用于形状规则的肿瘤治疗，为患者提供了更加个性化和精准的治疗方案（图 28-3）。

3. 调强适形放疗　是一种高精度放疗技术，其特点在于能够调整放疗射束的强度和方向。这种技术可以更精确地照射肿瘤，同时，最大限度地减少对周边正常组织的损害。它通常被应用于形状复杂或在敏感结构（例如脑和脊髓）附近的肿瘤治疗。

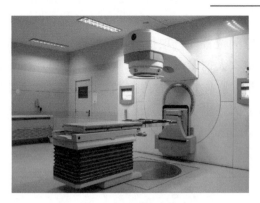

图 28-3　三维适形放疗治疗设备

调强适形放疗不仅能实现放疗剂量的均匀分布以提升治疗效果，还能根据肿瘤的三维形态及其与周围组织的关系进行精细调节。当肿瘤与周围正常组织紧密相连时，仅依靠三维适形放疗可能不足以达到最佳效果，因此，需要进一步调控放射剂量分布。

具体来说，调强适形放疗在三维适形放疗的基础上进行了优化。它运用多种方式，如补偿器、多叶准直器、螺旋断层等，来调节照射剂量，在肿瘤区域加大剂量，形成高低剂量区域，从而使照射区内的剂量分布更为合理，减少对正常组织的损伤。但是调强适形放疗对治疗区域的定位要求极高，需要严格控制患者的体位，以避免因微小的体位移动，而导致高剂量区误照到正常组织（图 28-4）。

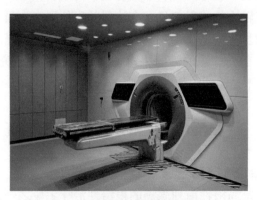

图 28-4　调强适形放疗治疗设备

4. 立体定向放疗　立体定向是借助固定装置和计算机运算，得到肿瘤在体内精确空间位置的一项技术。它通过定位多个角度，以精确瞄准肿瘤，然后单次大剂量照射靶区，使之产生局灶性坏死，从而达到类似手术的效果。立体定向放疗通常在少数几次放疗过程中完成，但每次放疗剂量较大，患者可能会出现明显的不适感。立体定向放疗适用于小体积、局部化的肿瘤（图 28-5）。

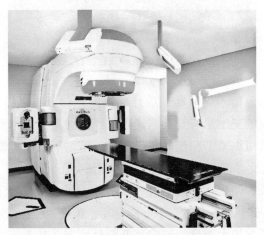

图 28-5　立体定向放疗治疗设备

5. 质子放疗　是放射线治疗的一种，机器释放的质子束和重离子束放疗对常规射线不敏感的肿瘤细胞有较强的杀伤作用。质子束在进入人体内后会有较小的放射剂量，在达到肿瘤处则产生最大的剂量，然后迅速降低剂量，从而减少对健康组织的损伤，可以提高患者的生活质量。但是在前列腺癌的治疗中，关于质子放疗的研究较少，所以，目前该方法并不是治疗前列腺癌的首选治疗方法（图 28-6）。

二、根治性放疗相关适应证及禁忌证

（一）根治性放疗适应证

放射治疗是局限性前列腺癌的根治性治疗手段之一，其适应证包

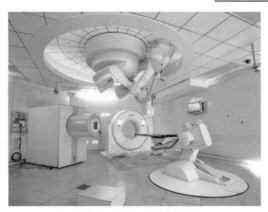

图 28-6　质子放射治疗设备

括局限于盆腔（临床分期 T1 ～ T4，N0 ～ N1，M0）的前列腺癌。如果肿瘤侵犯前列腺尖部导致手术难以完整切除，可考虑行根治性放疗。

对于风险分级为低危及预后良好的中危患者，可行单纯根治性放疗。对于预后不良的中危患者，推荐新辅助内分泌治疗 1 ～ 3 个月后行根治性放疗。对于高危患者，推荐新辅助内分泌治疗 2 ～ 6 个月后行根治性放疗。根治性放疗联合内分泌治疗可使患者 5 年生存率达80% 以上。与手术治疗相比，根治性放疗能够降低尿失禁和尿道狭窄的发生风险，同时有机会短期内保留勃起功能。

（二）根治性放疗禁忌证

前列腺癌根治性放疗的相对禁忌证为：前列腺过大或过小，伴有膀胱出口梗阻症状，前列腺增生手术史，炎性肠病。

　　根治性放疗的绝对禁忌证为：晚期前列腺癌患者有明显的恶病质（如消瘦脱水、营养状况极差，无法进行放疗），以及经过足量放疗后局部又复发或已有远处转移。

除肿瘤因素外，患有其他严重疾病（如急性感染、心力衰竭等）的患者应在控制病症后再做放疗。

三、根治性放疗的相关并发症

前列腺周围的器官主要包括尿道、膀胱及直肠，放疗会对这些器官组织有一定的影响。当膀胱颈部及尿道受到照射时，患者可能会出现尿频、尿急及血尿等症状。如果出现膀胱颈挛缩，甚至会造成排尿困难、尿潴留等症状。若直肠受到照射，患者可能出现大便次数增多、脓血便等症状，严重者会发生直肠溃疡甚至穿孔。轻微症状一般于放疗结束数周后消失，若症状持续未改善，则需及时至医院就诊。

综上所述，放射治疗是局限性前列腺癌的重要治疗手段，只要患者没有严重合并症、身体状况允许，均可接受根治性放疗。很多患者会质疑放疗效果是不是没有手术效果好？其实不然，对符合前文所述适应证的老年前列腺癌患者来说，放疗是首选的治疗方法。最新的统计结果显示，对65岁以上的患者来说，手术和放疗的预后几乎是一样的。对于局限性高危前列腺癌患者，手术和放疗各具优势，手术的长期死亡风险更低、对肠道功能影响更小，但放疗在延缓疾病进展、保留泌尿功能及性功能方面效果更佳。

（叶洲杰）

【专家点评】

前列腺癌患者大多为老年男性，往往合并有高血压、糖尿病等基础疾病，无法耐受手术，放射治疗技术的诞生为前列腺癌治疗提供了新思路。外科手术短期内可能导致尿失禁，但膀胱和直肠刺激症状相对较少。而放疗会刺激患者膀胱和肠道功能，两者各有优劣。值得注意的是，前列腺癌患者如果选择先做手术，但未实现彻底清除肿瘤，后续仍可进行挽救性放疗。但如果先选择放疗，一旦失败再重新考虑进行根治性手术时，则往往会由于放疗后组织形成瘢痕及粘连造成手术难度增加。在临床实践中，医师应以患者为中心，为其选择最合适的治疗方案。

第 29 章 放射性粒子植入和外放射治疗哪个效果好

内放射治疗与外放射治疗，犹如前列腺癌非手术治疗领域中的双生子，它们都利用放射线对前列腺癌细胞进行杀伤，但在治疗方式、治疗效果和副作用等方面存在一些差异。

一、放射性粒子植入

放射性粒子植入，也称为内放射治疗，分为永久性粒子植入和暂时性粒子植入。放射性粒子植入是将放射性粒子或微小的放射性颗粒 ^{125}I（碘）、^{103}Pd（钯）、^{192}Ir（铱）直接植入前列腺组织中。这些放射性粒子会在体内持续释放射线，对肿瘤细胞进行杀伤。内放射治疗通常在手术过程中进行，可以通过超声、CT 或 MRI 等图像引导技术进行精确定位（图 29-1）。

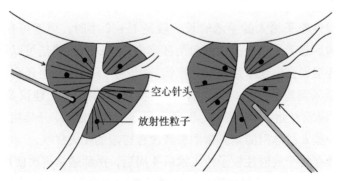

空心针头

放射性粒子

图 29-1 使用空心针头植入放射性粒子

内放射治疗有以下优点：①直接作用于肿瘤。内放射治疗将放射源或放射性物质直接放置在肿瘤内部，可以直接作用于肿瘤细胞，提高治疗效果。②精确性高。内放射治疗可以精确地照射到肿瘤区域，减少对周围正常组织的损伤。③便于控制剂量。内放射治疗可以根据患者的具体情况和肿瘤的特点，调整放射源或放射性物质的剂量，使治疗更加精确。④稳定持久。内放射治疗的放射源或放射性物质可以在体内持续释放辐射，使治疗效果更加持久。

但是内放射治疗也存在一些缺点：①辐射风险。内放射治疗涉及放射性物质，患者需要在治疗期间接受辐射，存在一定辐射风险。因此，需要严格监测和控制辐射剂量，以保证治疗的安全性。②副作用。内放射治疗可能会对周围正常组织和器官产生一定的辐射损伤，出现一些副作用，如疼痛、炎症、出血等。③治疗过程复杂。内放射治疗需要专业的医疗团队进行操作和监测，治疗过程相对复杂，需要患者严格遵守医师的指导和防护措施。

那么哪类患者更适合内放射治疗呢？一般内放射治疗适用于低危局限性前列腺癌患者：①前列腺腺癌 ISUP 分级 1 级、穿刺阳性针数不超过 50%。② ISUP 2 级、穿刺阳性针数不超过 33%。③初始 PSA 值小于 10ng/ml。④前列腺体积小于 50ml。⑤国际前列腺症状评分小于 12 分且最大尿流率大于 15ml/s。但如果是患有共济失调性毛细血管扩张症的患者或有过经尿道前列腺切除手术的患者，则绝对禁止使用这一治疗方法。

放射性粒子植入的手术时长一般是 1～2 小时，患者可在第 2 天出院。术后患者通常会感觉到会阴区疼痛，但这种疼痛是可以忍受的，还有一些患者会出现尿路刺激等症状，如尿频、尿急，甚至还会有血尿、血精甚至尿潴留等症状。当患者有明显不适的情况时，建议及时来医院就诊，寻求专业医师的帮助。医师会根据患者的症状，开具相关药物，如使用一些 α 受体阻滞剂来帮助患者改善排尿的相关症状。

患者在接受放射性粒子植入术后 4 周后，医师通常再次使用 CT 进行评估，若发现患者前列腺病变区域的放射剂量不足，可以考虑再次进行粒子植入术，或者使用外放射治疗。有些患者可能会担心前列腺粒子植入术后，放射性粒子会影响自己的家人。事实上，这些植入的粒子虽然会释放出少量的辐射，但不会过多影响周围的人。然而，还是建议患者不要把小孩子抱在腿上，也不要长时间坐在孕妇身边。术后患者需要持续监测 PSA 值，如果 PSA 值下降，说明肿瘤细胞被持续杀灭，治疗达到预期效果。

二、外放射治疗

外放射治疗是通过从体外照射高能量的放射线到前列腺区域进行治疗。外放射治疗可以利用先进的放射治疗机器或装置，如直线加速器、射波刀、伽马刀、重粒子治疗设备等，精确瞄准和照射前列腺区域，最大限度地减少对周围正常组织的伤害。

外放射治疗具有以下几个优点：①非侵入性。外放射治疗是一种非手术治疗方式，通过从体外照射放射线，无须对患者进行手术，无切口减少了手术相关风险和并发症。②精确定位。外放射治疗利用高精度的放射治疗机器，能够精确瞄准肿瘤区域，减少对周围正常组织的损伤，提高治疗的精确性。③治疗效果持久。外放射治疗可以杀死癌细胞或抑制其生长，使肿瘤缩小或停止生长。

但外放射治疗也有一些缺点：①治疗周期长。外放射治疗通常需要多个疗程，每个疗程之间有一定的时间间隔，治疗周期相对较长。这可能会给患者带来不便，同时也延长了治疗的时间、增加了治疗的费用。②周围正常组织损伤。虽然外放射治疗通过精确定位可以减少对周围正常组织的损伤，但仍然会对周围正常组织产生一定的副作用。常见的副作用包括：皮肤炎症、疲劳、恶心呕吐、消化道不适等。严重时可能会影响患者的生活质量，而且在治疗结束后，不良影响可能会持续存在。③靶区限制。外放射治疗的效果主要依赖于放射线的穿透能力和剂量分布情况，因此，对位置比较深入的肿瘤，可能无法实现足够的照射剂量，从而影响治疗效果。低危和中危局限性前列腺癌患者可以选择根治性外放射治疗。

总之，内放射治疗和外放射治疗都需要使用放射性物质来达到杀灭癌细胞的目的。在这个过程中需要注意的是，不论使用哪种方法，患者都需要接受一定剂量的辐射，这可能会对患者的生活造成一定的影响，患者可能会感觉到尿频、尿急，甚至出现血尿，这些症状一般在治疗的数周后消失。但如果患者感觉到明显不适，如大便持续带血，血尿颜色加深等情况，可及时与医师进行沟通，及时处理以保证治疗的安全有效性。

（赵　堃）

【专家点评】

　　放射性粒子植入是将放射性物质放置在患者前列腺腺体内，直接照射病变部位，对周围正常组织的辐射较少，故副作用较少。对于一些无法手术切除的肿瘤，放射性粒子植入可以作为替代治疗方法。但是，放射性粒子植入需要具备一定的技术和设备，医师需要精确放置放射性物质，患者需长期保持放射性物质在体内，可能会给患者带来一些不适和限制。外放射治疗是通过外部放射源，如线性加速器或放射性同位素机械，在体外照射病变部位。外放射治疗可以提供局部治疗、辅助治疗或姑息治疗，操作相对方便，具有较广泛的应用。但外放射治疗的治疗周期较长，每个周期要进行多次照射。总的来说，内放射治疗和外放射治疗各有其适应证和优势。医师治疗选择应根据患者的具体情况和肿瘤特点来进行评估和决策。

第30章 冷冻疗法、高能聚焦超声疗法及不可逆电穿孔疗法治疗前列腺癌有什么不同

部分前列腺癌患者在确诊时，发现肿瘤较小，希望可以保留前列腺，避免全部切除前列腺后带来心理和生理负担。此时，可以考虑选择冷冻疗法、高能聚焦超声疗法或者电穿孔疗法。

一、冷冻疗法

前列腺癌的冷冻疗法也被称为冷冻剥夺疗法或低温热疗，是一种用低温冷冻破坏癌细胞的治疗方法。这种治疗方法的原理是将液氮或氩气等冷冻剂注入前列腺中，使前列腺组织被冻结并破裂，从而摧毁癌细胞。如图30-1所示，将冷冻探针从会阴部插入前列腺组织内，将冷冻探针的周围组织冻结成冰球以达到杀伤肿瘤组织的目的。在冷冻治疗的同时，不仅要加热尿管防止前列腺其他区域出现低温损伤，而且要使用经直肠超声探查以确保直肠壁未被冷冻损伤。

冷冻治疗常被用于早期和局限性前列腺癌的治疗中。当患者前列腺重量≤40g时，推荐其使用冷冻治疗。该治疗也被用作前列腺癌放疗后局部复发的挽救性治疗。此外，对于高龄或存在其他严重健康问题的前列腺癌患者，冷冻治疗也是一种较为温和的治疗方法。但是，对于前列腺体积过大、肿瘤转移和严重尿道狭窄的患者，不推荐其接受冷冻治疗。若患者前列腺体积较大但依旧想做冷冻治疗时，可通过内分泌治疗来缩小前列腺体积，再进一步行冷冻疗法。

冷冻治疗可以在局部麻醉或全身麻醉下进行，具有创伤小、并发症少的优点。在治疗过程中，医师会使用超声引导技术来确保冷冻剂

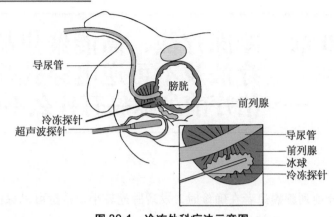

图 30-1　冷冻外科疗法示意图

正确注入前列腺中，通过冷冻和退化癌细胞来控制或根除前列腺癌，并在冻结期间对前列腺周围温度进行监测以防损伤周围组织。在治疗后的检查中，医师通常会进行直肠超声检查或抽血化验来监测前列腺变化及 PSA 水平，并以此评估治疗的有效性。

但冷冻治疗也有一定的风险，在接受治疗后，患者可能会出现一些并发症，如短暂性阴茎肿胀、阴囊肿胀、勃起功能障碍等。此外，患者还可能发生尿道狭窄、直肠尿道瘘等严重并发症，如出现上述情况，则需进一步手术治疗。

目前，冷冻治疗在临床上应用的时间较短，缺乏远期疗效相关的数据。患者和医师需充分权衡治疗的潜在益处和副作用，并根据患者的具体情况来作出决定。

二、高能聚焦超声疗法

前列腺癌高能聚焦超声疗法（high intensity focused ultrasound, HIFU）是一种无创的前列腺癌治疗方法。它利用高能量的聚焦超声波，将能量准确地聚焦在前列腺癌组织上，用高温破坏癌细胞。高能聚焦超声治疗适用于早期前列腺癌患者，即癌细胞局限在前列腺内，尚未扩散到周围组织或淋巴结。这可以确保超声波的聚焦作用集中在癌细胞所在的区域，而不会影响周围正常的组织。对于因高龄、健康状况差或其他原因无法接受传统手术的前列腺癌患者，HIFU 可能是一种替代的治疗选择。若患者存在高风险病变，如侵犯周围组织或病变扩散，这时需要考虑采取其他治疗方法，如手术切除或放疗。

在 HIFU 治疗中，医师会使用一个专用的超声探头将高能聚焦超声波通过直肠导入到前列腺区域内。超声波经过组织时，会引起局部区域的加热，达到高温范围（通常在 60℃ 以上），从而引起前列腺癌细胞的坏死和凋亡。HIFU 通过超声成像实时监测治疗区域的位置，确保只破坏前列腺癌组织，不影响周围正常组织，因此，该治疗的优势在于其精确性，可以减少手术对患者造成的创伤，缩短术后恢复时间。

HIFU 的并发症发生率较低，最常见的并发症为排尿困难、尿路感染等。

三、不可逆电穿孔疗法

前列腺癌不可逆电穿孔疗法是一种物理疗法，它使用电脉冲在肿瘤细胞和周围组织中产生微小孔隙，改变细胞膜的通透性，从而使药物能更容易地进入癌细胞内部，产生更好的药效。所以，不可逆电穿孔疗法也可以与其他治疗方法（如手术或放疗）结合使用，以提高治疗效果。在前列腺癌不可逆电穿孔疗法中，医师首先将导电探针插入前列腺组织，然后，通过控制设备产生短暂、高压、高频的电脉冲，破坏肿瘤细胞的细胞膜，使肿瘤细胞膜形成微小孔隙。随后，医师会将抗癌药物注射到穿刺区域，药物通过这些微小孔隙进入癌细胞，达到杀灭癌细胞的目的。此外，不可逆电穿孔疗法还有一种方法是通过强烈的电场脉冲在细胞膜上形成纳米孔，最终导致细胞凋亡，进而实现对癌细胞的杀伤。

不可逆电穿孔疗法对早中期前列腺癌（T1 和 T2 期）有良好的疗效。若患者健康状况较差、高龄，无法接受传统的手术切除，此时可以考虑使用不可逆电穿孔疗法。若患者已经做过根治性前列腺切除术，但又出现了局部复发的情况，也可以考虑使用不可逆电穿孔治疗方案。

冷冻疗法、高能聚焦超声疗法及不可逆电穿孔疗法能够直接针对前列腺肿瘤病变进行治疗，减少对周围正常组织的损伤。然而，对前列腺体积存在多个病变的前列腺癌患者，3 种方法的治疗效果均有限。

（赵　堃）

 【专家点评】

冷冻疗法、高能聚焦超声疗法及不可逆电穿孔疗法都属于新兴疗法，目前尚未被广泛应用。这些疗法的好处在于避免摘除全部前列腺，降低前列腺全部摘除后发生漏尿的概率，为患者减轻生理、心理负担。但医师需要做好充分评估，包括患者前列腺癌的病理特征、肿瘤的分期及患者年龄、身体健康状况等因素，严格把握适应证。最重要的是患者需要在术后进行定期复查，以确保疗效。

第 31 章 常规治疗失败后如何选择治疗方案

前列腺癌的常规治疗方式主要包括内分泌治疗、手术治疗、放射治疗、冷冻疗法、高能聚焦超声治疗等。但由于不同患者的疾病情况不同，并非所有患者都对这些治疗敏感。当常规前列腺癌治疗方案失败后，患者除了非手术治疗延缓疾病进展外，是否还有其他治疗方案可选呢？本章将介绍目前 2 种最新的前列腺癌治疗方法，它们还未在临床大规模应用，但已经过研究者的理论分析及实验验证，对于一些较为"难缠"的前列腺癌可能有一定效果。

一、靶向光动力学治疗

靶向光动力学治疗是近年来兴起的一种新型治疗手段（图 31-1）。

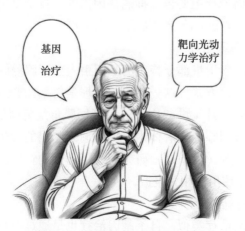

图 31-1 前列腺癌非常规治疗方法

在进行这种治疗前，医师会对患者的肿瘤进行细胞学检测和基因检测，以获取详尽的病理信息。随后，基于这些检测结果，医师会将特殊处理过的光敏性药物精准注入患者体内，确保这些药物被肿瘤细胞特异性地摄取。接下来，使用特定波长的光线照射前列腺区域，使得这些光敏性药物在肿瘤细胞内部发挥功效，从而标记并杀伤肿瘤细胞。

尽管在国内外多项研究中，这一治疗方法被普遍认为是可行的，但目前它尚未在临床上得到大规模应用。其主要原因在于，该技术的副作用、适用人群等尚未完全明确，且缺乏长期的治疗收益数据支持。因此，在所有的常规治疗手段都宣告无效之后，这一方案或可考虑，但在此之前，患者和医师需深入讨论，全面评估其潜在的治疗效益与副作用，以作出更为审慎的选择。

二、基因治疗

近年来，随着国内外科研水平的进步，一些经过实验室理论验证的治疗方式逐渐走进临床，基因治疗就是其中之一。

基因治疗指通过含有基因组的腺病毒转染生产细胞，使其产生含有多个治疗基因的溶瘤腺病毒，让这些病毒杀伤癌细胞。常用于治疗前列腺癌的基因治疗主要包括抑癌基因治疗、自杀基因治疗、矫正基因治疗、免疫调节基因治疗和抗癌基因治疗等。

（一）抑癌基因治疗

抑癌基因治疗指将部分特定的基因引入前列腺癌细胞以抑制肿瘤表型和增殖的治疗方式。这一治疗的原理是将某些类型的前列腺癌发病过程中缺乏的基因（如 p21、p53 和视网膜母细胞瘤基因）或基因转录产物转导至前列腺癌患者体内，抑制前列腺癌的发生，从而达到抑制肿瘤生长的目的。目前这一研究通过了部分动物实验的验证，但尚未有其在人体上使用的相关报道。

（二）自杀基因治疗

与抑癌基因治疗类似，自杀基因治疗也是通过将特定的基因转导至前列腺癌细胞内以产生作用。但与抑癌基因治疗不同，自杀基因治疗主要是通过其产物杀伤前列腺癌细胞以达到控制前列腺癌的目标。现有研究表明，一个获得自杀基因的前列腺癌细胞可以导致1000个以上的癌细胞的死亡。这一疗法已经被报道在极少数患者身上得到应用，其治疗效果及安全性已得到初步验证。但暂未有我国研究者报道该疗法的使用。

（三）免疫调节基因治疗

前列腺癌患者发病是肿瘤致癌基因、抑癌基因、免疫系统等多种因素共同作用的结果。人体免疫系统会由于前列腺癌细胞膜中主要组织相容性复合物抗原的弱表达而丧失对其的识别能力，因此，降低了T细胞的活化，导致难以启动免疫应答。此外，某些肿瘤细胞也会通过释放免疫抑制分子来抑制免疫反应。

基于以上情况，研究者们发现了几种免疫调节基因疗法，用以治疗前列腺癌。最常见的免疫调节基因治疗是基因疫苗治疗，即将"疫苗"基因传导入目标细胞内，使其分泌出能促进人体免疫系统功能（如促进细胞毒性T细胞增殖或促进免疫识别系统、体液免疫系统激活等）的产物，从而提高患者自身对肿瘤的杀伤能力。这种疗法目前已得到大量实验室理论验证，但在动物实验乃至人体试验上研究进展有限。

（四）基因治疗的缺陷

值得注意的是，基因治疗作为近几年最新出现的治疗方法之一，其疗效和安全性并未经过大量、长期的验证。目前一些报道显示，一些接受基因治疗的患者出现过量免疫反应、白血病、血小板减少、肝肾衰竭等严重的副作用，甚至其中一些副作用直接导致前列腺癌患者的死亡。尽管基因治疗多年来取得了较大进展，但目前在挽救癌症患者生命方面的应用仍在争论之中。如果您希望选择这种疗法，务必向提供这种治疗方式的医师、医疗机构全面、系统地了解其治疗效果、并发症、副作用等，谨慎作出决定。

（邹昊逾）

【专家点评】

　　随着医疗技术的发展，即使在所有常规治疗手段都失败后，也有多种新型的治疗手段可供选择。靶向光动力学治疗可以通过药物和光照特异性杀伤肿瘤细胞，减少对正常组织的损伤。而基因治疗是通过各种手段将具有杀伤、调节等功能的基因送入人体，从而抑制或杀伤肿瘤。这些治疗方法在理论和实验验证上均展现了一定的潜力，为患者提供了新的希望。然而，这些新兴治疗方法仍处于探索阶段，其疗效和安全性尚待进一步验证。尤其是基因治疗，尽管在实验室研究中取得了显著进展，但临床应用仍存在诸多未知和风险。因此，在选择这些治疗方案时，患者应充分了解其潜在风险和益处，并在医师的指导下做出审慎决策。

第 32 章　晚期前列腺癌需要化疗吗

　　晚期前列腺癌通常指的是癌细胞已经在前列腺以外的区域形成了转移灶，这些转移灶可能存在于周围的组织、淋巴结或远处的器官，如骨骼、肺部或肝脏。发生远处转移的患者一般都伴随着消瘦、乏力、免疫能力降低等身体状况的恶化，此时根治性前列腺切除术将会为晚期前列腺癌患者带来更高的风险，比如术后并发症的增加，术后康复难度提升等。因此，建议患者选择综合治疗来抑制癌细胞的生长和扩散，减轻症状，并延长生存时间和提高生命质量。

　　虽然化疗并不是治疗前列腺癌的主要治疗方式，但是当患者尝试其他治疗无效时，可以选择通过化疗来减缓前列腺癌的进展。我国泌尿外科专家制定的转移性前列腺癌化疗中国专家共识中推荐"雄激素剥夺治疗＋化疗"作为标准方案。接下来分别介绍几种化疗药物（图 32-1）。

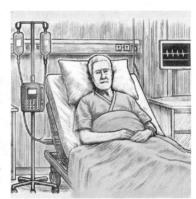

图 32-1　接受化疗

一、化疗药物

（一）多西他赛

　　多西他赛又名多烯紫杉醇，是一种常用于前列腺癌化疗的药物。作为一种抗代谢类药物，多西他赛通过抑制肿瘤细胞微管的聚合和阻断细胞的有丝分裂过程，有效抑制癌细胞的生长和扩散。这种药物尤其适用于晚期前列腺癌患者，在内分泌治疗无效后的一线治疗中发挥重要作用。多西他赛通常与内分泌治疗联合使用，不仅可以延长患者的生存期，还能有效缓解症状。治疗方式为通过静脉滴注，每 3 周进行一次，若患者可以耐受，可以持续使用 10 个周期以上。

（二）卡巴他赛

卡巴他赛是一种专门用于治疗晚期前列腺癌的化疗药物，属于抗代谢类药物。其作用机制与多西他赛相似，都是通过抑制肿瘤细胞的微管聚合过程，阻断细胞的有丝分裂，从而有效地遏制癌细胞的生长与扩散。当患者在接受包括多西他赛在内的化疗后，病情仍出现进展或产生耐药性时，卡巴他赛便成为重要的治疗选择。为了增强疗效，卡巴他赛还常与泼尼松联合使用。在实际治疗中，卡巴他赛通常通过静脉输注的方式给药，化疗周期为每 3 周给药一次。

（三）铂类药物

铂类药物通过与肿瘤细胞的 DNA 结合，可以抑制肿瘤细胞的分裂和增殖，进而达到治疗癌症的目的。在前列腺癌的化疗方案中，通常选择顺铂进行化疗。为了提高治疗效果，有时会将顺铂与多柔比星联用。同时在一些研究中发现，顺铂与依托泊苷联合使用，可以治疗去势抵抗性前列腺癌患者。

顺铂的使用方法和剂量需根据患者的具体病情和健康状况来调整，并且必须在医师的严格指导下进行。顺铂药物有很强的肾毒性，需患者多饮水，以促进药物排泄。若治疗过程中出现任何不适，请与医师进行沟通，及时处理。

（四）磷酸雌二醇氮芥

磷酸雌二醇氮芥是在 20 世纪 70 年代开发的，主要用于治疗晚期或转移性前列腺癌。特别是当前列腺癌对传统的雄激素剥夺疗法（如去势或抗雄激素药物）不再敏感时，磷酸雌二醇氮芥便成了一种可行的治疗选择。

最初，磷酸雌二醇氮芥被作为单一药物治疗使用。然而，随着时间的推移，临床实践中常将其与其他化疗药物如紫杉醇或多西他赛联合使用，以增强治疗效果。这种联合化疗策略旨在利用不同药物的作用机制，共同对抗癌细胞的生长。

随着新治疗方法和药物的开发，磷酸雌二醇氮芥在前列腺癌治疗中的应用已经有所减少。新的药物，如紫杉醇、多西他赛及新一代内分泌治疗药物（例如阿比特龙和恩扎卢胺），在治疗去势抵抗性前列腺癌方面显示出更优的疗效和更好的耐受性。因此，磷酸雌二醇氮芥并非所有前列腺癌患者的首选治疗方案，而应根据特定情况和患者的疾病特点进行选择。

（五）米托蒽醌

米托蒽醌是一种非特异性抗肿瘤药物，通过多种机制干扰癌细胞的 DNA 复制和修复过程，有效抑制肿瘤细胞的增殖和生长。

在前列腺癌治疗中，米托蒽醌通常与其他化疗药物，如多柔比星或顺铂，联合使用，以增强治疗效果。使用米托蒽醌进行化疗可能伴随一些不良反应，包括恶心、呕吐、脱发、骨髓抑制（导致白细胞、红细胞和血小板减少）、心脏毒性等。在使用过程中，医师会密切监测患者的疗效和不良反应，并根据具体情况调整剂量或提供相应的支持性治疗。

二、化疗药物的不良反应

对于晚期前列腺癌患者，化疗是一种常见的治疗选项。这种治疗方法通过静脉滴注或口服药物，将化疗药物送入血液循环，从而抑制癌细胞的生长和扩散。化疗可以逐渐缩小肿瘤大小，控制癌细胞的进展，缓解症状并延长患者的生存期。有时为了达到更佳的治疗效果，化疗还可能与其他治疗方法联合使用，如放疗等。

但是，无论哪种化疗药物，都会有一定的不良反应。在使用卡巴他赛、多西他赛、米托蒽醌时，可能会出现骨髓抑制，这会导致机体中性粒细胞减少，进而降低患者免疫能力，增加肺炎、腹膜炎的发生概率。同时，若化疗患者白细胞减少，伴有发热时，需要考虑是否发生感染。若患者血小板减少，则需要及时检测血小板数量，如果血小板减少严重，则必须停用一切可能会诱发出血的药物，并根据患者具体情况来决定是否使用刺激血小板生成的药物或者输入成分血进一步治疗。

化疗药物常见的反应还有胃肠道反应，包括恶心、呕吐、腹泻、食欲下降等症状。化疗期间，医师会针对胃肠道反应，积极应用相关药物进行预防。在化疗结束出院后，若出现严重的呕吐、腹泻，则需要及时就医，根据医师建议使用蒙脱石散等减轻腹泻症状，必要时行输液以进行对症支持治疗，同时，检测患者水、电解质情况，以防发生低钾血症等严重并发症危及生命。

进入身体的药物基本都需要经过肝肾代谢排出体外，若化疗患者出现尿素氮、肌酐、尿酸升高等肾功能异常情况，需增加饮水量，在医师的建议下使用相关药物。若患者出现谷丙转氨酶、门冬氨酸氨基转移酶的升高，建议及时咨询医师是否需要进行保肝治疗。

部分患者可能会发现皮肤出现皮疹、瘙痒、脱皮等过敏症状。大部分多为局部出现，症状较轻，化疗结束后会自行消退。但也有部分患者会出现呼吸困难、休克等严重过敏反应。所以需要患者谨记，一定要去正规医院进行化疗，切忌自行前往小诊所进行化疗。

综上所述，在化疗期间，医师和患者应相互合作，密切观察化疗药物使用后的疗效和不良反应，医师会根据患者的具体情况，适时对化疗药物做出相应调整，应对可能出现的并发症，严格保障患者生命安全，确保治疗安全有效。

三、化疗辅助药物

化疗会给患者带来一些不良反应，让患者产生不适感，化疗辅助药物可以帮助患者更好地适应化疗过程。常见的化疗辅助药物包括：

①止吐药。盐酸昂丹司琼、甲氧氯普胺等，此类药物通过抑制胃肠道蠕动和分泌，减轻恶心、呕吐等胃肠道反应。

②抗生素。当患者在化疗过程中发生了感染，可以选择使用阿莫西林、头孢类抗生素药物起到抗炎杀菌的作用。

③免疫调节剂。注射用胸腺肽、磷酸腺嘌呤片等，这些药物可以增强机体免疫力，起到辅助化疗的效果。

④激素。泼尼松、氢化可的松等，在患者病情较重时，可遵医嘱

使用相关药物，减轻疼痛。

⑤中成药。使用中成药可以在一定程度上达到益气补血的目的，进而增强机体免疫能力。

（赵 堃）

【专家点评】

化疗通常在其他治疗措施（如手术治疗、内分泌治疗、放射治疗）无法达到满意效果或疾病进展时考虑使用。其目的在于控制和减缓疾病的进展，缓解症状，提高患者生存质量，但通常不会治愈前列腺癌。常用的前列腺癌化疗药物还会伴随着一系列的副作用和风险，引起一系列不良反应，如恶心、呕吐、脱发、免疫抑制等。因此，医师需要综合考虑患者的病情、年龄、身体状况等因素，权衡化疗的利弊，制订个性化的治疗方案。此外，对于化疗过程中可能出现的不良反应，医师和患者应保持密切沟通，及时调整治疗方案，以确保治疗的安全性和有效性。

第33章 晚期前列腺癌骨转移护理

晚期前列腺癌骨转移会导致患者感受到腰骶部、髋部或下肢的酸胀感和持续性疼痛。这疼痛不分昼夜，无视患者的休息，即便患者卧床休息，也无法觅得片刻的安宁。随着病情的进一步发展，患者还可能遭遇病理性骨折。此外，如果肿瘤压迫神经根，则可能会引起大小便失禁等并发症。为了缓解疼痛，提高生活质量，除了药物治疗和化疗等医疗手段外，综合的护理措施同样至关重要，它可以帮助患者减轻症状并提升生活质量。以下是几个关于如何开展晚期前列腺癌骨转移患者护理的建议。

一、疼痛管理

骨转移常伴随着骨痛，因此，对骨转移的前列腺癌患者而言，疼痛的管理非常重要（图33-1）。骨转移的前列腺癌患者的疼痛管理遵循世界卫生组织癌症疼痛治疗基本原则。

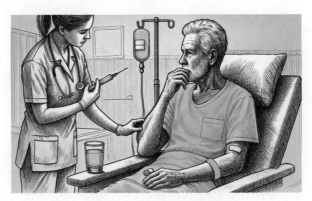

图 33-1　护理与药物镇痛

　　第一级：非阿片类药物。对于轻度到中度的癌症疼痛，首先使用非阿片类药物来缓解疼痛，如非甾体抗炎药（如布洛芬）或其他非处方镇痛剂（如对乙酰氨基酚）。这些药物常用于轻度疼痛的缓解，通常无需处方，一般药店便可买到。

　　第二级：弱效阿片类药物。如果第一级药物无法有效缓解疼痛，可以考虑使用弱效阿片类药物，如可待因或氢化可待因。这些药物对于中度到重度的癌症疼痛有较好的镇痛效果，但需要医师的处方。

　　第三级：强效阿片类药物。如果第二级药物无法有效缓解疼痛，可以使用强效阿片类药物，如吗啡、哌替啶或芬太尼。这些药物通常用于重度的癌症疼痛的缓解，但可能伴随着更多的副作用和风险，如阿片类药物有很强的成瘾性，在使用时，请务必按照医师的处方使用。

　　疼痛三级管理是一个指导原则，具体的治疗方案应根据患者的疼痛类型、疼痛程度和个体情况来制订。在使用任何镇痛药物时，患者都应密切关注疼痛程度和药物不良反应，如果患者本身还有胃溃疡等出血性风险的疾病，请及时和医师交流，谨慎使用非甾体抗炎药物镇痛。

　　除了药物治疗，其他辅助措施如物理疗法、心理支持和康复锻炼也可能被纳入综合治疗中。

二、康复锻炼

　　骨转移可能会增加骨质疏松和骨折的风险，但适量的锻炼仍然对患者的骨骼健康和肌肉强度非常重要。医师或康复师可以为患者制订个性化的锻炼计划。请根据个人实际情况和医师的建议，制订一个适度的锻炼计划。逐渐增加锻炼的时间和强度，避免过度劳累和剧烈运动。在锻炼的过程中，注意身体的反应，如果出现任何疼痛、呼吸困难或其他不适的感觉，应立即休息并与医师进行沟通。最后，请平衡锻炼和休息的关系，给身体足够的时间来恢复。

三、营养支持

患者的骨转移可能导致食欲缺乏和体重减轻。维持营养均衡对提高抵抗力和维持健康非常重要。所以,晚期前列腺癌患者的营养支持是一个重要的问题,因为癌症本身及其治疗往往会导致营养不良,影响患者的生活质量和治疗效果。以下是一些用于晚期前列腺癌患者营养支持的建议:①个性化营养评估。每个患者的情况都不同,因此,应该进行个性化的营养评估。评估内容包括患者的病史、营养状况、食欲、消化吸收功能,以及可能存在的症状,如恶心、呕吐、口腔溃疡等。②高热量、高蛋白饮食。为了对抗前列腺癌治疗引起的能量消耗,晚期前列腺癌患者需要高热量和高蛋白的饮食。可以通过食物或营养补充剂来增加热量和蛋白质的摄入。③少食多餐。由于食欲下降或消化问题,晚期前列腺癌患者可能难以一次性吃下大量食物。因此,建议每天吃 $5 \sim 6$ 次,以确保足够的营养摄入。④液体营养。当固体食物难以摄入时,可以使用液体营养补充剂,如营养奶昔或医用营养液,它们能够提供必要的维生素、矿物质和热量。肠内和肠外营养,当口服或鼻饲营养不足以满足患者需要时,可以考虑肠内营养(通过胃管或肠管直接进食)或肠外营养(通过静脉滴注营养液)。⑤与专业团队合作。营养支持应该是多学科团队合作的一部分,包括医师、护师、营养师等,以确保前列腺癌患者得到全面的照顾。

请注意,这些只是一般性建议,实际的营养支持计划应该由医疗专业人员根据患者的具体情况制订。

四、并发症管理

前列腺癌骨转移可能导致骨折、疼痛、高钙血症和压迫性脊髓病变等并发症。定期监测和处理这些并发症对于保持患者的舒适和预防并发症进一步的发展非常重要。以下是针对骨转移并发症的一些参考措施。①骨折管理:骨转移可能导致骨骼脆弱,易发生骨折。保持患者摄入充足的钙和维生素 D，进行物理治疗（如物理疗法和康复训练）以提高骨密度和增强肌肉力量，使用支持性器具（如拐杖或轮椅），必要时进行手术治疗。②疼痛管理：骨转移常伴随剧烈疼痛。疼痛管理则遵循疼痛治疗基本原则，包括使用非处方药物（如非甾体抗炎药），配合强效镇痛药（如阿片类药物）进行疼痛缓解。非药物治疗包括放射疗法、化疗药物、神经阻滞、物理疗法等。③高钙血症管理：骨转移时，骨组织被破坏可能导致钙离子释放至血液中，引起高钙血症。若患者确诊骨转移，请密切关注自己血液中钙离子的值，在保证日常生活所需钙和维生素 D 的情况下，适当使用降钙药物来降低血钙水平。④压迫性脊髓病变管理：骨转移可造成脊髓受压，引起神经功能损伤。管理方法包括使用放疗来缓解肿瘤对脊髓的压迫，或用手术减轻压力，恢复神经功能。

骨调节药物也可以帮助患者减轻痛苦，骨调节药物是一类用于治疗癌症骨转移和其他骨相关疾病的药物。它们通过调节骨重建和骨吸收的过程，帮助患者减轻骨转移带来的疼痛和骨骼破坏。以下是一些可能会用到的药物。①双膦酸盐类药物：双膦酸盐类药物是最常用的骨调节药物。通过抑制骨吸收细胞（破骨细胞）的活动，降低骨破坏所引起并发症的风险。该类药物通常使用唑来膦酸可以有效缓解骨痛，预防和推迟骨相关事件的发生。需要注意的是，在使用唑来膦酸前，建议患者进行口腔科检查，因为长期使用双膦酸盐药物会增加下颌骨坏死的风险。②分子靶向药物：地诺单抗（别名：地舒单抗）同样可以抑制破骨细胞的活动，从而减少骨破坏和疼痛，并改善骨密度。地诺单抗在预防病理性骨折方面优于唑来膦酸，但低钙血症及下颌骨坏死的发生概率要高于唑来膦酸。这些骨调节药物能够减轻骨痛症状、减缓骨骼破坏、延缓并发症的发生，进而提高患者的生活质量，但是在使用这类骨调节药物时，出现任何不适请咨询医师并及时处理。

五、定期随访

骨转移需要长期的治疗和护理，因此，定期随访非常重要。前列腺癌患者应定期接受医师和护士的检查，以确保病情得到及时评估和管理。定期随访一般包括以下内容。①定期医学检查：定期进行全面的体格检查，完善血液检查、骨密度测试等，以监测病情和治疗效果。②影像学检查：进行定期的影像学检查，如X线、骨扫描、CT扫描、MRI、PET/CT等，以评估骨转移的扩散情况、骨骼破坏和病情进展情况。③疼痛评估：定期评估疼痛程度和性质，调整相应的镇痛治疗计划。④钙代谢监测：定期进行血钙检测，以监测钙代谢情况，及时发现和纠正高钙血症或低钙血症等异常，给予相关处理。⑤心理支持：关注患者的心理状态，帮助患者减轻心理负担，应对可能的情绪困扰和焦虑。

以上是一般情况下的随访内容，具体的随访计划应根据患者的个体情况和治疗方案来制订，医师会根据患者的具体情况来决定随访的频率和具体内容。同时，建议患者与医师保持密切的沟通，及时交流新的症状或变化，遵循医师的建议进行治疗和随访。

（赵 堃）

【专家点评】

骨转移是晚期前列腺癌的常见并发症之一，会给患者带来较大的身体和心理负担。前列腺癌骨转移需要多学科合作治疗，包括肿瘤科医师、骨科医师、疼痛科医师、放射科医师等。医师与患者应密切合作，尽可能地控制疼痛、减少并发症，提高患者的生活质量。若治疗过程中出现并发症，需要及时就医处理。另外，定期的健康检查和影像学检查非常关键。医师可以通过这些检查来监测病情的变化、评估治疗效果，并及时调整治疗计划。

第 34 章　前列腺癌的营养治疗

　　营养支持对前列腺癌患者来说具有极其重大的意义。营养支持治疗的最高目标不仅是满足前列腺癌患者的日常营养需求，更重要的是实现代谢调节、控制肿瘤生长、提高患者的生活质量，并尽可能延长患者的生存时间。在肿瘤患者的治疗过程中，由于患者与医护人员接触较为频繁，因此，在医院内的营养支持相对容易实施。然而，一旦治疗结束，大多数患者会选择居家康复。在这个过程中，营养管理往往成为一个容易被忽视的问题，导致患者出现营养不良的情况，从而影响其康复进程。有调查显示，恶性肿瘤患者中有 1/3 ～ 3/4 的比例存在不同程度的营养不良。这种营养不良状态不仅会增加感染性并发症的风险，还可能导致康复速度减缓，甚至使病情进一步恶化。因此，如何在居家康复期间做好营养管理，成了众多患者、家属及医护人员共同关注的重要话题。为了确保患者能够获得足够的营养支持，家属和患者需要了解基本的营养知识，制订合理的饮食计划，并在必要时寻求专业营养师的帮助，确保患者能够在康复期间获得全面、均衡的营养支持（图 34-1）。

一、恶性肿瘤患者围康复期的营养治疗

　　前列腺癌是常见的一种恶性肿瘤，了解该肿瘤的一般营养治疗原则和营养管理方案，对于前列腺癌的营养治疗有重要意义。有研究指出，合理的膳食及适当的锻炼可提高患者功能状态，提高患者的总体生活质量，甚至可以延长患者的生存时间。中国营养学会肿瘤营养管理分会在 2023 年出版了新的专家共识，为肿瘤患者康复期的营养支持提供依据。

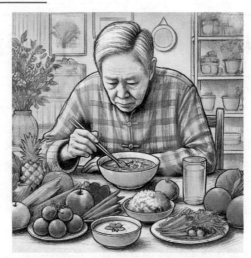

图 34-1　患者需摄入充分的营养

（一）前列腺癌患者康复期营养管理的适应证及目标

前列腺癌康复期患者多为高龄人群，代谢相关疾病高发，对其进行合理的膳食营养管理，可帮助患者维持适宜的体重及代谢状态。通过定期接受专业建议、注重营养均衡、适量运动等措施，患者可以更好地维持适宜的体重和代谢状态,降低营养相关不良事件或并发症风险，并尽可能地提高生活质量。对前列腺癌患者康复期营养管理的建议为：①定期接受专业建议。患者应定期接受有资质的营养师或经过营养规范化培训的肿瘤医师的专业建议。②逐步达到合理的体重和体脂率。患者在接受营养支持治疗时，应逐渐达到合理体重，并保持适宜的体脂率。③营养均衡。在康复期，患者应注重饮食的多样性，确保摄入足够的蛋白质、碳水化合物、脂肪、维生素和矿物质等营养素。同时，应避免高脂肪、高糖、高盐等不健康食物的摄入，以减少对身体的负担，避免营养缺乏和营养过剩。④适量运动。除了饮食调整外，患者还应根据自身情况适量进行运动，增强体质。

（二）营养风险筛查及营养不良诊断

在前列腺癌治疗康复期，营养不足与营养过剩都是值得警惕的问题，它们均可能对患者的健康造成不良影响，甚至引发一系列并发症。为此，国内外多个专业协会均建议前列腺癌治疗康复期患者应定期进行营养风险筛查及营养评价。营养风险筛查的目的是尽早发现患者存在的营养问题，以便及时采取措施进行干预。而营养评价则更为全面，它不仅关注患者当前的营养状况，还会考虑其未来的营养需求和可能面临的风险。对于存在营养风险的患者，应进行营养评定和营养不良诊断，并根据患者的营养状况确定或调整营养干预的个体化目标。

对于营养不足的患者，应增加其能量和营养素的摄入量；对于营养过剩的患者，则应适当减少其能量和营养素的摄入量。营养干预措施可以包括调整饮食结构、增加营养补充剂、提供肠内或肠外营养支持等。同时，应关注患者的饮食偏好和口味，确保营养干预方案的可行性和可持续性。通过定期进行营养风险筛查和营养评价、进行营养不良诊断及实施个体化营养干预等措施，可以有效地改善患者的营养状况，促进康复进程，提高生活质量。

（三）能量及营养素摄入

前列腺癌治疗康复期患者可参考健康人群标准，按不同体力活动状况，应予以 25～35kcal/（kg·d）能量。如患者存在能量摄入不足，需考虑提高摄入能量密度；如不存在胰岛素抵抗，碳水化合物供能的比例应为 50%～65%；如存在胰岛素抵抗，碳水化合物供能可适当降低。在胃肠功能允许的条件下，应增加全谷物食物、蔬菜和水果的摄入，限制糖类摄入。对于肝肾功能无明显异常的前列腺癌治疗康复期患者，应摄入 1.0～2.0g/（kg·d）蛋白质，且优质蛋白质应占总蛋白量的 50% 以上。除此之外，膳食脂肪供能比应占全日总能量的 20%～35%。若患者出现体重下降且伴有胰岛素抵抗，在增加膳食能量密度的同时，可适当提高膳食脂肪供能比，优化糖脂比例。应限制饱和脂肪（如猪油、黄油）摄入，提高 n-3 多不饱和脂肪酸（如鱼油）和单不饱和脂肪酸（如橄榄油）的摄入。

（四）完全缓解的前列腺癌患者膳食模式推荐

对于前列腺癌治疗完全缓解的患者，食物的选择和摄入方式对其康复和生活质量至关重要，保持食物多样化，多吃新鲜蔬果和全谷物食品，摄入充足的鱼、禽、蛋、乳和豆类，限制红肉、加工肉类及饱和脂肪的摄入。对存在早饱、食欲缺乏等症状的患者，建议少食多餐，减少餐时液体摄入，两餐间补充水分。通过管理自己的饮食，完全缓解的前列腺癌患者可以促进身体的康复和提高生活质量。

（五）前列腺癌治疗康复期患者的营养支持

当摄入营养素不足，或经生化检查及临床表现证实存在某类营养素不足时，可经有资质的营养师评估后使用营养素补充剂，但应注意避免大剂量地使用。例如具有骨质疏松风险的前列腺癌治疗康复期患者，在膳食摄入不足时应及时补充钙及维生素D以防发生骨折。另外，有营养风险的前列腺癌患者经营养咨询后，可强化膳食营养供给，若膳食摄入未改善营养状况，必要时予以口服营养补充剂。当患者的能量摄入低于目标能量需求的60%且持续1周时，可依次选择肠内和肠外营养。合并营养不良或具有较高营养风险的前列腺癌患者，在有条件的情况下，可考虑实施家庭营养支持来满足机体的营养需求。

二、前列腺癌的营养治疗

前列腺癌患者在长时间治疗康复过程中会出现各种不良反应，可以通过调节饮食来改善。对处于不同治疗阶段的前列腺癌患者进行营养风险筛查和评估，并进行合理、有针对性的营养治疗。

有研究表明，对完全缓解的前列腺癌患者，大量摄入蔬菜和水果，摄入充足的鱼类、禽类而非红肉类或加工肉类，选择低脂乳制品而非全脂乳制品，经常食用全谷物食物而非精制谷物，选用坚果或橄榄油而非动物油脂，有利于提高前列腺癌患者的总体生存率。此外，有研究表明肥胖与更具侵袭性的前列腺癌之间存在关系。

前列腺癌治疗方式包括手术治疗、化疗和放疗等。不同治疗方式的营养治疗不完全相同。

总体来说，在治疗期间的营养支持目标为：①预防、治疗分解代谢和营养不良。②维持治疗期间的营养状态。③维持并增加骨骼肌肌肉量，维持体能状态。④提高患者对治疗的耐受性。⑤降低治疗时并发症的发生率。⑥提高患者生活质量。

（一）手术治疗相关的营养治疗

手术治疗对患者营养状况的影响因手术部位和手术方式的不同而不同。对存在重度营养不良的患者，不建议即刻手术，需营养治疗至少7～10天后，再次进行营养风险筛查和评定，确定营养状况良好且符合手术指征后再行手术。手术前一天的晚上，患者需要禁食、水；手术后，根据患者恢复情况及并发症的情况决定开始进食的时间，一般术后短期时间给予肠外营养支持，肛门排气后考虑进食，若术中有消化道损伤则延迟进食。患者开始进食后，应遵循由少至多、由稀至稠、由单种至多种、由流食、半流食到软食的原则逐渐过渡。

（二）化疗相关的营养治疗

化疗对患者的影响是双向的：一方面，化疗可抑制肿瘤生长并缓解肿瘤引起的压迫症状，从而改善患者身体状况；另一方面，化疗所致的不良反应可能会影响患者营养摄入和吸收，导致患者体重下降、骨骼肌及脂肪丢失。一般情况下，对于进食障碍但胃肠道功能正常或可耐受的患者建议选择管饲；对于肠道功能障碍、肠内营养无法施行或无法满足能量与蛋白质目标需要量的患者，应选择补充性肠外营养或全肠外营养。

（三）放疗相关的营养治疗

放疗在一定程度上可引起或加重营养不良。放疗的不良反应可表现为非特异性的全身反应和放疗区域的局部反应。全身反应包括乏力、骨髓抑制和胃肠道反应等。对存在营养风险或营养不良的放疗患者，以及放疗后口腔、食管、胃肠道黏膜反应分级≥3级的患者，应进行营养干预。在营养治疗的路径选择上，对肠道功能允许者推荐肠内营养，肠内营养首选口服营养补充，其次为管饲。对需要营养治疗但不能耐受肠内营养的患者，推荐行肠外营养，不建议对无胃肠道功能障碍的患者行肠外营养。

（符宗宇）

【专家点评】

随着前列腺癌发病率的持续上升，前列腺癌患者数量也在不断增加。在患者的治疗与康复过程中，营养治疗的重要性日益凸显，成为医师与患者共同关注的焦点。对于存在营养不良的患者，实施有针对性的营养支持策略可以促进康复、降低并发症风险。总体而言，患者应当遵循以下营养治疗原则：主食多样化，粗细粮搭配食用；保持水果和蔬菜的均衡摄入；适量摄入豆制品及肉类；增加优质蛋白在饮食中的比例；在必要时，可以考虑采用肠内或肠外营养补充。通过这样的饮食调整，患者能够有效保证营养均衡，减少代谢紊乱的发生，维持或提升骨骼肌肌肉量与体能状态，进而显著改善患者的生活质量。这种营养治疗策略不仅有助于患者的康复，还能在一定程度上提高治疗效果，是前列腺癌患者治疗与康复过程中不可或缺的一环。

第 35 章　如何选择合适正确的治疗方法及各种治疗的费用

无论医师还是患者，都希望能提前知道前列腺肿瘤的进展情况，如什么时候会侵破包膜，什么时候会淋巴结转移，什么时候有远处转移，从而选择最佳治疗方法。遗憾的是，准确预测前列腺癌进展是不可能的。医师所能做的就是利用经验、知识、文献和指南，为患者推荐当前阶段的最佳治疗方案，然后，在治疗过程中根据新出现的问题为患者提供专业的建议。

一、如何选择治疗方案

在选择治疗方案时，患者需要与医师进行充分的沟通，了解各种治疗方法的优缺点、可能的风险和并发症，以及自己的预期生存期和整体健康状况。同时，患者还需要考虑治疗后的生活质量、经济负担等因素，以做出最适合自己的选择。前列腺癌的不同治疗方法在本篇前面章节已经介绍，下面将根据患者的预期生存期及不同前列腺癌的预后风险分组介绍治疗策略。

（一）低危前列腺癌

如果患者预期生存期小于 10 年，可以选择外放射治疗或内放射治疗，也可以选择观察等待，然后定期复查。

如果患者预期生存期大于 10 年，可以选择根治性前列腺切除术、内放射治疗、外放射治疗、冷冻消融、高强度聚焦超声（high intensity focused ultrasound，HIFU）等局灶治疗，或者主动监测（图 35-1）。

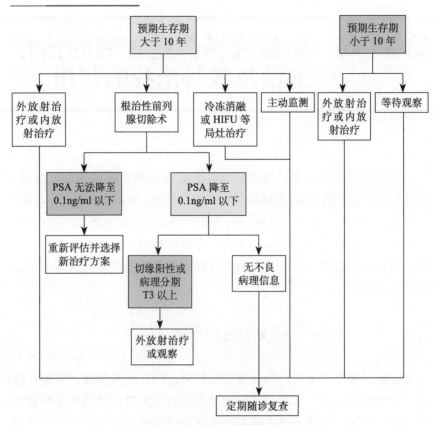

图 35-1　低危前列腺癌治疗策略

（二）中危前列腺癌

如果患者预期生存期小于 10 年，可以选择外放射治疗或内放射治疗＋雄激素剥夺治疗（ADT），也可以选择观察等待，然后定期复查。

如果患者预期生存期大于 10 年，可以选择根治性前列腺切除术 ± 淋巴结清扫术（"±"是指可以选择也可以不选择，下同），或外放射治疗，或内放射治疗＋ADT 治疗，或冷冻消融、HIFU 等局灶治疗，或主动监测（图 35-2）。

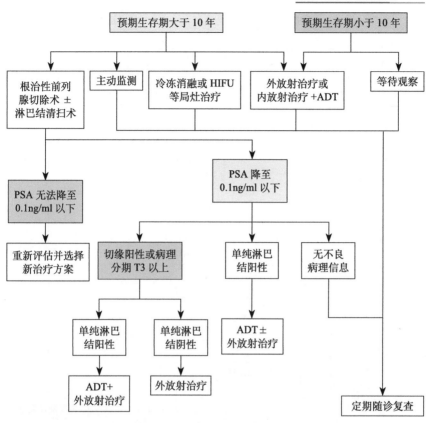

图 35-2　中危前列腺癌治疗策略

（三）高危前列腺癌

如果预期生存期小于 5 年，可以选择外放射治疗 +ADT± 内放射治疗，也可以选择观察等待，然后定期复查。

如果预期生存期大于 5 年，可以选择根治性前列腺切除术 ± 淋巴结清扫术，也可以选择外放射治疗 +ADT± 内放射治疗（图 35-3）。

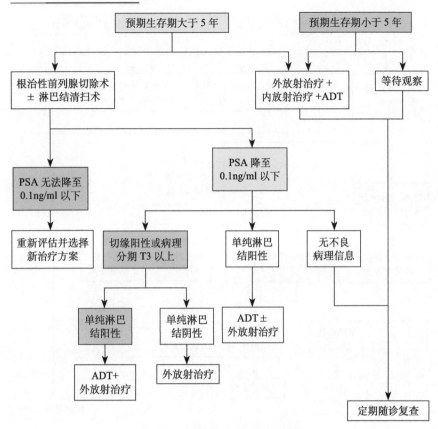

图 35-3 高危前列腺癌治疗策略

(四) 局部进展期前列腺癌

如果预期生存期小于 5 年，可以选择 ADT，或外放射治疗 ± ADT，也可以选择观察等待，然后定期复查。

如果预期生存期大于 5 年，与医师充分沟通后，适合手术的患者可以选择根治性前列腺切除术 ± 淋巴结清扫术，也可以选择外放射治疗 + ADT ± 内放射治疗 (图 35-4)。

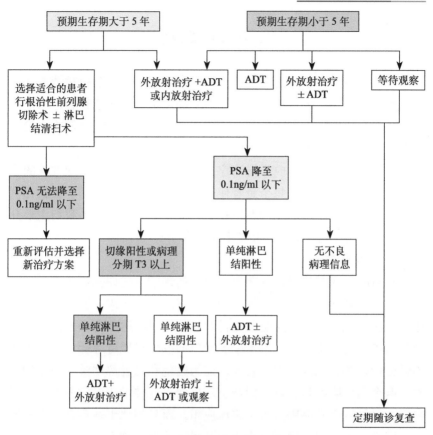

图 35-4　局部进展期前列腺癌治疗策略

　　总的来说，在患者与医师充分沟通后，如果患者预期生存期较短，可以选择观察等待或放射治疗；如果患者预期生存期较长，可以选择手术或放射治疗。患者选择手术治疗时，需要关注术后血清 PSA 水平及病理信息：当血清 PSA 水平较高（长时间无法下降至 0.1ng/ml 以下）时，需要重新评估病情，并选择新的治疗方案；当出现预后不良病理信息时，需要选择术后 ADT、放射治疗或联合应用这些治疗方案。

二、治疗相关费用

前列腺癌患者治疗的费用因多种因素而异，但主要由病情的严重程度和选择的治疗方式决定。早期前列腺癌患者，病情较轻，治疗的费用一般会比较低。而中晚期前列腺癌患者，由于病情较严重，治疗难度和费用可能会增加。

在治疗方式方面，内分泌治疗、放射治疗及化疗等治疗方法的费用差异较大，这是因为每个患者使用药物种类、治疗周期、报销比例都不尽相同。而手术治疗的费用相对标准化，因此，这里我们主要介绍一下手术治疗的相关费用及其影响因素。

（一）手术方式

不同的手术方式对治疗费用有很大的影响，比如机器人手术，它具有更小的创伤、更快的恢复时间和更好的治疗效果，但费用通常会比单纯腹腔镜手术高。这是因为目前主流使用的达芬奇手术机器人通常是从美国公司进口的，手术配套使用的操作机械臂等耗材也必须从国外公司购买，该部分费用较高，这为医院和患者都增添了高昂的成本。但令人欣慰的是，目前国产手术机器人在技术研发方面不断取得突破，已经有诸多品牌进入了临床应用。而且相比于达芬奇手术机器人，国产手术机器人通常具有更为亲民的价格，这使得更多医院和患者能够负担得起，但国产设备在技术成熟度方面可能还有所欠缺。因此，患者和医师需要根据家庭经济情况和医院医疗水平来选择最适合的手术方式。

（二）并发症治疗

在前列腺癌治疗过程中可能会出现一些并发症，这些并发症可能会导致出院时间延长、住院花费增加。比如手术大量出血或直肠损伤，前者可能需要输血抢救，甚至转至 ICU 进行重症监护，后者可能引发严重的感染导致全身炎症反应，这些并发症会额外增加治疗费用，给患者和家庭带来负担。因此，预防并发症的发生和控制并发症的发展对于降低治疗费用非常重要。

（三）医保类型和报销比例

医保类型也会影响治疗费用。在中国，多数前列腺癌患者都有医疗保险，但是不同地区不同人群的医保政策有差别。不同的医保类型具有不同的报销比例和报销范围，这会影响患者的实际支付金额。例如，城镇职工医保的报销比例通常较高，而新农合等医保类型的报销比例可能较低。此外，不同病种和医院级别的报销比例也不一致，需要根据当地实际情况而定。

一般而言，患者可以通过搜索"地名＋医保局"进入各地医保局官网，搜索"医疗服务价格"找到相关治疗的所需费用，同一地区、同一级别的医院，对同一手术、药品、检查、放疗等方面的花费是大致一样的。

三、异地医保相关问题

部分患者可能需要异地就医，异地就医一般分为3种情况：①一次性的异地医疗，包括出差、旅游时的急性病治疗及患者主动转移到外地就医。②中短期流动、工作岗位不在参保地的人员的异地医疗，包括单位在各地的派驻人员、派驻机构在当地的聘用人员，还有一种情况是整个单位都处在流动状态，如建筑业等职工的就医。③长期异地安置的退休人员的医疗。包括退休后户口从工作地迁移到安置地的人员，也包括托靠子女无户口迁移的人员。一些患者不清楚异地就医相关政策，导致不能及时结算医疗费用，或不能参加医疗保险，或需要垫付医疗费用，在此简单介绍异地就医备案的相关操作。

异地就医备案：①下载国家医保服务平台 APP 或微信搜索异地就医备案小程序，按相关提示注册。②以国家医保服务平台 APP 为例，注册后在首页左上角选就医城市，页面下方点击"异地就医备案"，进入异地就医备案后，先点击下方的"统筹区开通情况查询"，查询现在的参保城市是否开通了异地就医备案功能。如果没有开通相关功能，则无法备案。③查看"异地联网定点医疗机构"中是否有目标医疗机构，部分机构不能使用医保卡，无法报销。④返回后点击"快速备案"按钮，填写上传相关信息，完成备案。此外，可以选择携带身份证、社保卡等证件，到经办机构线下办理。

随着医保制度的不断完善，许多地区已经实现了异地就医即时结算，这大大方便了参保人员。同时，各地也在不断提高异地就医的待遇标准和支付比例，使参保人员能够享受到更好的医疗保障。

（符宗宇）

【专家点评】

前列腺癌的治疗选择应综合考虑患者的预期生存期、病情严重程度及个人意愿。对于不同风险级别的前列腺癌，治疗策略应个体化，既要追求疗效，也要考虑患者的生活质量和经济负担。在治疗费用方面，手术、放疗、化疗及内分泌治疗等方法的费用各有差异，且受医保政策、手术方式及并发症处理等多重因素影响。随着医疗技术的进步，如国产机器人手术的广泛应用，治疗费用可能会有所下降，并带来更好的手术效果和更快的恢复。此外，异地医保政策的不断完善，使得患者能够更便捷地享受到优质的医疗服务。总体而言，前列腺癌的治疗患者需要综合考虑多方面因素，以达到最佳的治疗效果。

第四篇　前列腺癌随访

第36章　治疗后一定要随访吗，需要多长时间

在接受前列腺癌治疗后，后续的随访是至关重要的环节。随访的目的是为了早期发现前列腺癌的生化复发或远处转移，这对于及时调整后续治疗策略具有重要意义。随访的内容非常全面，包括但不限于以下几个方面：肿瘤学评估、生活质量及心理学评估、治疗副作用和并发症的监测等。根据长期随访结果，医师会评估患者的整体状况，并决定是否需要进一步治疗或更改治疗方案。一般来说，在手术后的第一年，患者需要每3个月进行一次复查随访，以便及时发现任何异常变化。如果在这一年中没有发现生化复发的迹象，随后的随访间隔可能会逐渐延长，但仍需保持定期的随访。随访是确保患者得到最佳治疗效果的关键环节，患者应积极配合医师进行随访，并及时报告任何异常情况（图36-1）。

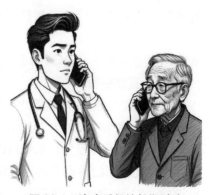

图 36-1　治疗后保持长期随访

一、随访复查的项目

（一）血清 PSA

> 　　监测血清 PSA 水平的变化是前列腺癌随访的基本内容，通常血清 PSA 升高会出现在前列腺癌临床复发或者转移之前。

　　1. 对于接受根治性前列腺切除术的患者，建议术后 3 个月内每月查 1 次血清 PSA，如果 PSA 降至 0.1ng/ml 以下，2～3 年内每 3～6 个月复查 1 次。一般认为根治性前列腺切除术后 6 周 PSA 应该低于可检测水平（< 0.1ng/ml）。

　　2. 对于接受根治性放疗的患者，放疗后前列腺腺体仍然存在，故血清 PSA 水平下降缓慢，血清 PSA 可能在放疗结束超过 3 年后才达到最低值。且 PSA 值越低，肿瘤治愈率越高，一般认为在 3～5 年血清 PSA 水平最低值达到 0.5ng/ml 的患者预后较好。

　　3. 对于接受内分泌治疗的患者，无论是接受单纯雄激素剥夺治疗（androgen deprivation therapy，ADT）或者 ADT 联合多西他赛治疗，均可将血清 PSA 作为疗效和预后的评价指标。必须强调的是，对于接受内分泌治疗的患者，PSA 不可以单独作为随访项目，还应辅以超声或 MRI 检查，因为约 25% 的患者发生临床进展而不伴 PSA 升高。

（二）直肠指检

　　对于接受根治性前列腺切除术的患者，直肠指检应每年 1 次，如果术后 PSA 水平维持在 0.2ng/ml 以下可以暂不进行，只需规律检测血清 PSA 以判断有无复发；如果血清 PSA 升高，则需要进一步检查。部分恶性程度较高的肿瘤有时不分泌 PSA，这样的患者应该常规进行直肠指检。对于 Gleason 评分 8～10 分、恶性程度较高的前列腺癌患者，放疗联合内分泌治疗后肿瘤进展可能表现为神经内分泌分化，血清 PSA 水平可能不升高，因此，推荐前列腺癌根治性放疗后常规进行直肠指检，以排除原发病灶进展。

（三）影像学评估

一般情况下，前列腺癌患者接受治疗（无论是手术、放疗或其他治疗方法）之后，如果没有症状和生化复发的证据，不推荐将影像学评估及影像引导穿刺活检作为常规的随访复查手段。仅在出现血清PSA升高或者出现临床症状时才进行经直肠超声、骨扫描、多参数MRI、PSMA PET/CT等影像学检查。在需要确定肿瘤是否局部复发以制订下一步治疗方案时，才建议行超声或磁共振引导下的穿刺活检。有骨痛症状的患者可以不考虑血清PSA水平，直接进行骨扫描检查。对于接受根治性前列腺切除术且术后PSA < 1.0ng/ml的生化复发患者，PSMA PET/CT检查可早期检出病灶，而最常见的病灶为盆腔或腹膜后淋巴结转移、局部复发及骨转移。

（四）血清睾酮、肌酐、血红蛋白、肝功能和碱性磷酸酶的监测

对于接受内分泌治疗的患者，有必要进行定期的血清睾酮水平监测。内分泌治疗的基本目标是使血清睾酮达到外科去势水平（< 50ng/dl），但仍然有约1/3接受内分泌治疗的患者的血清睾酮无法降到这个水平。还有约1/4患者在长期治疗中会出现短暂的睾酮水平升高，最高超过50ng/dl，被称为"突破效应"。目前尚无规范化的睾酮检测方案，建议接受药物去势治疗后1个月复查睾酮，若不能维持去势状态可换用其他去势药物，或选择手术去势。

此外，监测肌酐可以协助评估肾功能情况，监测血红蛋白和肝功能的变化可帮助发现疾病进展和内分泌治疗的副作用，因此，建议接受内分泌治疗的患者每年至少进行2次肌酐、转氨酶水平检查。监测碱性磷酸酶及同工异构酶可以协助评估M1b期患者骨转移的治疗效果。同血清PSA相比，这些标记物有不受内分泌治疗直接影响的优点。

（五）关注治疗相关并发症

根治性前列腺切除术后随访应关注有无术后并发症及其恢复情况，包括感染、肠道功能恢复、有无吻合口漏或狭窄、下肢深静脉血栓、尿失禁、勃起功能障碍等。根治性放疗后的随访应该关注有无放射性膀胱炎、放射性直肠炎等并发症发生。这可能需要使用勃起功能评分、控尿评分、体能评分等量表来评估并发症严重程度及恢复情况。

对于既往有心血管病史、年龄超过 65 岁的患者,在接受内分泌治疗前,需要心血管内科医师给予评估。长期接受内分泌治疗的患者中超过 50% 存在代谢综合征,因此,建议患者在接受内分泌治疗后每 3 个月进行空腹血糖检测和糖化血红蛋白检测,评估血糖情况,可疑患者应进行糖耐量试验,必要时建议内分泌科就诊。对所有接受内分泌治疗的患者都应该进行生活及行为方式指导(如饮食、锻炼、戒烟等)。接受内分泌治疗后,每 2 年患者应该进行骨骼检测,同时监测血清维生素 D 和钙浓度。如疾病进展,需注意有无病理性骨折和脊髓压迫的风险,并及时骨科就诊。

(六)生活质量及心理学评估

接受前列腺癌治疗后的患者可出现抑郁、紧张、焦虑、易怒等精神改变,甚至出现轻度认知功能障碍;也可能出现性欲下降、勃起功能障碍、潮热、贫血、体重增加、骨质疏松等,影响患者生活质量。可以使用体能评分、焦虑状态评分、生活质量评分等量表进行评估,必要时建议患者至心理科就诊。

二、随访频率

对于接受根治性前列腺切除术或化疗的无症状患者,术后 6 ~ 8 周 PSA 若小于 < 0.1ng/ml,那么在接下来 2 ~ 3 年内每 6 个月复查 1 次血清 PSA 即可。若患者接受根治性放疗,治疗后 2 年内应每 3 个月复查 1 次 PSA,2 年后每 6 个月复查 1 次,5 年后每年复查 1 次。如果患者在根治性治疗后被评估为高复发风险,建议每 3 个月复查 1 次血清 PSA。此外,建议患者每年行直肠指检。如果血清 PSA 稳定在 < 0.1ng/ml 且无症状,影像学检查非常规推荐。

对于接受内分泌治疗的前列腺癌患者,推荐其在开始治疗后第 3 个月和第 6 个月进行初步随访评估。对于 M0 期患者中治疗反应良好者(如症状改善、PSA < 4ng/ml 等),可每 6 个月随访 1 次。对于 M1 期患者中治疗反应良好者,可每 3 ~ 6 个月随访 1 次。如果疾病发生进展,随访间期应缩短。对于发生疾病进展、按标准治疗无反应、出

现去势抵抗的患者，可行个体化随访方案。

三、如果血清 PSA 升高怎么办

血清 PSA 在前列腺癌随访中很重要。血清 PSA 在检查时是有波动的，微小的改变可能没有任何意义。但如果血清 PSA 在每次复检中都持续上升，这意味着肿瘤生化复发。PSA 水平升高得越快，就意味着病情越不容乐观，患者甚至可能需要额外的治疗。血清 PSA 翻倍时间是衡量肿瘤侵袭性的另一个关键指标，血清 PSA 翻倍的时间越短，则肿瘤细胞生长得越快。血清 PSA 快速增长表明肿瘤不仅卷土重来，而且，正在迅猛生长，此时患者需要全面评估病情并调整治疗方案。

（符宗宇）

【专家点评】

随访对于前列腺癌治疗至关重要，它能早期发现病情变化并及时干预。其中，血清 PSA 检测是评估治疗后有无复发的经济有效方法。只要血清 PSA 水平稳定，病情通常也保持稳定。随访复查的间隔因患者医疗状况、癌症分期、治疗方式及术后情况而异。

> 放疗或手术后，第一年需要每 3 个月检查一次 PSA，随后 1 ～ 2 年内每 4 ～ 6 个月检查一次，之后可逐渐延长至每 6 ～ 12 个月检查一次。

随着无复发时间的延长，复查间隔也会相应增加。

第 37 章　如何找到一位好的泌尿外科医师

　　每一个被诊断为前列腺癌的患者，肯定希望能找到一位优秀的泌尿外科医师来为自己提供诊疗方案。寻找一位优秀的泌尿外科医师，不仅是患者对于生命的执着追求，更是他们内心深处对于希望与治愈的深切呼唤。但找到一位优秀的泌尿外科医师并不容易，患者需要花费大量时间去了解医师的相关信息。

一、如何找到好的泌尿外科医师

（一）从哪里获得医师信息

　　随着网络的发展，患者可以在网络上找到很多泌尿外科专家的履历，患者可以根据专家的履历及其所擅长的方向，选择最适合自己的医师。这些信息有助于患者更多地了解目标医师，从而做出判断。此外，患者可以同其他有相似病情的病友交流，根据他们的就诊经验了解医师的相关信息（图 37-1）。

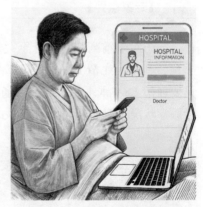

图 37-1　通过互联网寻找医师

（二）就诊地区及医院选择

　　一些患者认为一线城市知名三甲医院的医疗条件比本地医院好。其实，随着医疗技术的发展与推广，对多数前列腺癌患者而言，在本地三甲医院接受的诊疗措施与一线城市知名三甲医院并无显著差别。患者在本地接受诊疗可能会有更好的就诊体验。但是，如果患者的病情比较复杂，有较多慢性疾病，由于一线城市知名三甲医院有着更专业的医疗团队及更完善的配套设备，此时一线城市知名医院可能是患者更好的选择。

患者可根据医院排名及医院专科排名来选择就诊医院。目前，复旦版中国医院专科声誉排行榜相对比较权威。2023 年泌尿外科排名前 10 的医院详见表 37-1。

表 37-1　2023 年泌尿外科排名前 10 位

排名	医院名称	所在省市
1	中国人民解放军总医院	北京
2	北京大学第一医院	北京
3	四川大学华西医院	四川，成都
4	中山大学孙逸仙纪念医院	广东，广州
5	华中科技大学同济医学院附属同济医院	湖北，武汉
6	海军军医大学第一附属医院	上海
7	上海交通大学医学院附属仁济医院	上海
8	浙江大学医学院附属第一医院	浙江，杭州
9	中国医学科学院北京协和医院	北京
10	天津医科大学第二医院	天津

（三）就诊时，一定要挂专家号吗

就诊时，是否挂专家号取决于患者的具体情况和需求。如果患者已经对目标医院的某位医师有所了解，并且认为该医师适合处理自己的病情，那么可以直接预约这位医师的门诊。如果患者只是选择了就诊医院，尚未确定具体医师，那么在初次就诊时，可以考虑先挂普通号。普通号医师可以帮助患者完善相关的检查项目，如血清 PSA 检测、前列腺超声、前列腺磁共振等，以便更准确地了解病情。在得到检查结果后，患者可以向门诊医师咨询病情，了解病情的严重程度、治疗方案等。如果门诊医师认为需要进一步治疗或诊断，并且医院有该领域的专家,那么患者可以考虑挂专家号进行深入的咨询或治疗。总之,是否要挂专家号取决于患者的具体病情和需求,以及医师的专业建议和推荐。

(四)复诊时,需要选择同一位医师吗

前列腺癌是一种需要长期治疗随访的疾病,复诊时,一般建议患者选择同一位医师复诊。以下是选择同一位医师复诊的好处。①病情了解深入:同一位医师对患者病情有较为深入的了解,能够根据病情的变化及时调整诊疗方案。②医患关系熟悉:长期在同一位医师的门诊复诊,患者与医师之间建立了熟悉的关系,有助于沟通,提升就诊体验。但是,如果患者因为某些原因(如医师出差、换医院等)无法预约到同一位医师复诊,也不必过于担心。患者可以带上之前所有的检查记录、手术记录、用药记录等资料,寻找另一位医师复诊。这些详细的资料能够帮助新的医师快速了解您的病情,从而进行准确的诊断和治疗。总之,复诊时选择同一位医师有诸多好处,但如因特殊原因无法做到,也可以带上相关资料寻找其他医师复诊。

二、找到一位好医师的一般步骤

为找到一位好医师,患者可以尝试以下方法:①了解医师的专业领域和专长:确定自己需要哪种类型的医师,比如泌尿外科医师、肿瘤科医师等。然后,查找那些在自己所需领域内具有专长和经验的医师。②咨询亲朋好友的建议:询问自己周围是否有曾经看过类似疾病的亲朋好友,他们可能会推荐一些好医师。③研究医师的背景和资质:查看医师的教育背景、从业年限、专业认证等信息。通常情况下,具有高级学位、丰富经验和专业认证的医师更有可能是好医师。④预约咨询:在决定就诊之前,可以预约一次医师的咨询。这不仅可以让患者更深入地了解医师的专业能力和服务态度,还可以判断自己是否和这位医师沟通顺畅。⑤考虑医院的声誉和设施:虽然医师的能力很重要,但医院的声誉和设施也会影响治疗效果。因此,在选择医师时,也要考虑他所在的医院。⑥保持开放和耐心的态度:寻找好医师可能

需要一些时间和努力。保持开放和耐心的态度，不要急于求成，这样才能找到最适合的医师。以下是如何找到一位好医师的简单流程图（图37-2）。

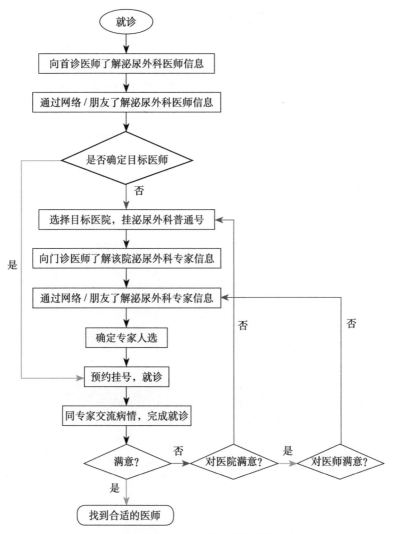

图 37-2 如何找到一个好的泌尿外科医师流程图

（符宗宇）

【专家点评】

前列腺癌患者需寻找优秀的泌尿外科医师进行治疗。患者可以通过网络、病友交流等方式了解医师信息，选择本地三甲医院或一线城市知名医院，视病情决定是否需要挂专家号。在就诊过程中，可以咨询亲友建议、了解医师背景、预约咨询，并保持开放和耐心态度，以找到最适合的医师。在复诊时，选择同一位医师有助于深入了解病情和建立良好医患关系，但如遇特殊情况可带资料找其他医师复诊。

第 38 章　如何更好地与自己的医师交流

前列腺癌的治疗犹如一场漫长的马拉松，它不仅是一场身体的战役，更是心灵与意志的考验。从初次发现、就医检查、接受治疗，到后续长期的复查和随访，整个过程可能长达数年。在这个过程中，如何与医师进行高效沟通显得尤为关键。然而，现实中医患之间的沟通并不总是高效的。问题有时出在医师使用了过多的专业术语，导致患者难以理解自己的病情；有时是因为患者提供了太多无关紧要的信息，让医师难以做出精确的诊断；还有时是因为患者接收了太多的信息，而难以把握核心要点。如果患者有过这样的经历，或者担心将来会遇到类似的问题，本章的建议或许能帮助您更顺畅地与医师沟通。

一、门诊就诊时如何与医师交流

在整个前列腺癌的治疗过程中，耗时最多的往往并不是在病房的围手术治疗期，而是在门诊进行的前列腺癌的诊断、检查和长期随访。在门诊就诊时，使用下面这些方法可以帮助患者与医师获得更佳的交流体验。

（一）初次就诊时应如何描述病情

如果患者是因"怀疑自己患有前列腺癌"第一次就诊于某位医师，那么在就诊之前准备一些重要信息也许会帮助医师更快地诊断出病情，例如：

1. 患者的基本信息，如年龄、姓名、就诊的 ID 号（如果该医院需要）。这将有利于医师快速完善门诊病历。

2. 患者现在存在的异常症状，如排尿费力、尿频、尿急、夜尿增多、直肠压迫感、勃起功能障碍等。此外，首次出现症状的时间与诱因也应同时被提及，以便医师评估您的病情严重程度。

3.身体其他异常表现，如体重明显下降、骨痛、排尿或射精时出血、有灼烧感等。这些信息可能预示前列腺癌的严重程度，可以在提及主要症状后提出。

4.若体检发现或由于其他原因行健康查体后初步诊断为前列腺癌，那么应当准备好这些检查的书面报告和影像资料，以便医师了解病情并选择患者后续的相关检查。

就诊前，将上述提到的资料准备好，将会使这次诊疗过程更加简洁、高效，可以减少医患之间的无效沟通，以便节约时间。当患者整理好上述重要信息及资料后，可以参考以下文本组织语言进行陈述，提升与医师交流的效率。

例如：医师您好，我是患者某某，年龄××。这次来就诊主要是因为我发现自己最近一段时间（如果时间较短，可以精确到具体几个月或几天）在什么诱因（如发热、熬夜、劳作）之后出现（或突然发现）尿频、尿急、夜尿增多等症状，频率大概是每天几次，每次大概有多少尿量，颜色如何，排尿时感觉如何，这些症状一直存在或偶有发生，或近期加重，或近期没有变化。目前服用××药物或非手术治疗，在××医院做过××检查。这次来就诊主要想明确诊断或缓解目前症状。此外，提前将这些内容分条列出并记录在纸上也许会有更好的效果。

在初次诊疗时，医师会安排一些检查和检验来明确诊断。然而，这些检查、检验有时无法在单次就诊中全部完成。有些患者在每项检查或检验结果出来后，会反复向医师咨询结果解读及后续治疗方案。但医师往往会告知："目前诊断还不明确，或者暂时不考虑某种治疗，需要等待所有检查结果出来后再作决定。"实际上，前列腺癌的早期诊断和治疗需要充分的临床证据支持。在全部检查、检验完成之前，直接进行前列腺癌的诊断或治疗存在一定风险。因此，尽管医师完全能理解患者对疾病的担忧，但还是建议患者耐心等待所有检查、检验结果出来，在下次就诊时一并询问病情。

（二）复诊时应怎样与医师高效交流

如果患者不是第一次与医师沟通，需要汇报的信息可能有所不同。首先，患者需要将初次就诊的信息浓缩，并加上在前一次（几次）就诊后接受的治疗及治疗后的效果，以及是否出现新的症状。如果患者在这期间又做了一些新的检查、检验，也须将这些结果告知医师。

在与医师交流时，患者可以参考以下模板："医生您好，我是某某，之前因患前列腺癌在您这里就诊过，之前做了 ×× 检查及检验，结果为 ××，已经接受过 ×× 治疗（或于 ×× 年 ×× 月 ×× 日在 ×× 医院做了 ×× 手术），治疗效果 ××，病理结果为 ××，手术后复查了 ×× 检查、检验，结果为 ××，现在有 ×× 症状（如果有则详细叙述）。这次来主要想询问您如何进行下一步的检查或治疗，我对下一步治疗结果的诉求是 ××（或询问下次复查时间）"。

在这一过程中，患者可以用纸笔记录此次就诊过程中的重要信息，以便后续的执行或回顾。此外，患者可将每一次的就诊信息进行汇总，按照时间和类别排序，整理成一份前列腺癌诊疗笔记。这样不仅能让医师在下一次就诊时更快速、准确地了解患者的病情，也可以让患者梳理自己患病后的治疗流程，对自身病情有更加清晰的认知与把握。

二、病房住院期间的交流

对大部分局部进展期前列腺癌患者来说，手术治疗是效果最显著的治疗方式。在住院围手术期间，患者会和医师进行频繁的交流。但不同于门诊，患者在病房与医师的交流内容更详细、更有针对性。

（一）住院期间我该找哪些医师交流

我国大部分三甲医院的外科病房内往往有多个医疗组，每个医疗组通常由 3 个层级的医师构成，包括管床医师（住院医师／主治医师）、主管医师（主治医师／副主任医师）、主诊医师（副主任医师／主任医师）。个别医院的医疗组由 2 个层级的医师构成，包括管床医师和上级医师。

通常来说，患者在住院期间接触最多的都是一线医师。一线医师主要负责患者住院期间的基础诊疗工作，包括书写患者的住院病历、提交检查、检验申请、术后伤口换药、执行上级医师制订的诊疗计划等。

主管与主诊医师在诊疗团队中主要负责方向性的把控，他们负责根据患者病情制订合理的治疗方案，如明确疾病诊断、制订手术方案、执行手术计划等。由于需要关注整个医疗组患者的治疗进展并为每位患者制订治疗计划，主管与主诊医师不会长时间在病房，如果患者有比较重要的事情咨询或与他们沟通，可通过一线医师转达或在每日查房时进行询问。

（二）我该与一线医师说什么

进入病房后，患者会迎来与医师的首次交流——即一线医师或值班医师的病史采集。在这个过程中，患者需要提供详尽的病情介绍及个人相关信息，主要包括以下内容：

1. 个人基本信息　包括患者的姓名、年龄、患者编号（各个医院不同）、身高、体重、个人史、婚育史及家族史等信息。

2. 前列腺癌发病、进展、治疗过程　包括首次发现时间，主要症状，是否接受过其他医疗机构的诊断与治疗，现在是否服用药物、治疗效果如何；从首次出现症状到本次就诊期间疾病是否发生进展，具体进展程度如何，是否出现新的伴随症状。这些内容是患者住院后首次就诊中需要提供的最重要信息，患者应当在住院前对其有清晰的认知和回忆，可将具体内容记录下来，以便医师快速了解情况，对患者的病情做出初步判断。如果有条件的话，尽量将之前做过的检查、检验纸质报告及影像胶片带上，以提高问诊效率，减少重复检查。

3. 个人既往史　除了上述信息以外，患者也要准备好前列腺相关病史或慢性病、传染病、遗传病史及既往手术史等资料。这将有助于医师明确诊断和制订治疗方案。其中，患者需要注意提及的疾病包括以下几条。

（1）泌尿系相关病史：如有无前列腺增生、血清 PSA 是否升高；有无肾病及泌尿系感染病史，如前列腺炎、肾盂肾炎、膀胱炎等；有无泌尿系结石病史，如肾结石、输尿管结石、膀胱结石等；有无泌尿系肿瘤病史：如肾癌、膀胱癌、睾丸癌等。

（2）传染病史：有无病毒性肝炎病史（如甲型、乙型、丙型病毒性肝炎等疾病)、结核病史、疟疾病史、艾滋病病史、梅毒病史等。

(3) 慢性疾病病史:有无慢性心脑血管疾病病史,如高血压病、冠心病、脑梗死等;有无慢性内分泌疾病病史,如糖尿病、甲状腺功能亢进、甲状腺功能减退等;有无精神疾病病史,如焦虑、抑郁、精神分裂症等。

(4) 其他既往史:既往是否接受过手术治疗、是否有过大的外伤、是否接受过输血,以及有无食物药物过敏史、预防接种史,是否有正在使用的药物或近期使用过的药物及其种类(如抗凝药、降压药)、是否接受过前列腺癌的内分泌治疗等。

在采集病史期间,尽量按照上述思路或跟随医师的思路进行叙述,这样可以排除无用信息的干扰,提高医患交流效率。

除了病历书写以外,一线医师还负责管理患者的医嘱、开具检验、检查单、病情告知、伤口换药等工作。在患者住院期间,如想要了解检验、检查结果,询问下一步治疗计划,或术后有什么不适等,一线医师将是患者的好帮手。

(三) 我能和上级医师交流哪些内容

上级医师主要负责制订治疗方案和主刀手术,是患者住院期间最主要的负责人。他们会在查房时询问患者的近况、了解诊疗计划的进展和术后恢复情况。由于上级医师的工作场合更多位于手术室、门诊及个人办公室,如果患者对于目前治疗或后续治疗有疑问或需求,可通过一线医师进行转达或在查房时与其进行交流。

(四) 在病房与医师交流的注意事项

在病房与医师交流时,有一些需要注意的事项如下。

1. 不要试图欺瞒医师。医师需要准确翔实的信息来制订实施诊疗方案,故意欺骗或隐瞒一些关键信息会造成误导,最终导致治疗结果不尽如人意或对自己和他人造成伤害。如果涉及个人隐私,如冶游史、梅毒、艾滋病病史等,患者可以私下告诉医师这些情况,医师也会对患者的病情进行保密。

2. 在与医师交流时,不要在未征得医师同意的情况下进行录像、录音或拍照,尤其是私下录制并上传网络。这往往代表着患者对医师的不信任，会极大程度地影响患者与医师的关系，也会在一定程度上影响患者的诊疗过程。此外，也不要随意在病房内进行录像、录音或拍照，这可能会侵犯其他患者的个人隐私，造成不必要的麻烦。

3. 尽量保持平和的态度去交流。在病房内，常会由于沟通的失误或理解的偏差出现一些问题，如发现自己被开具了重复的检查、手术由于某些原因被暂停、有事第一时间无法找到医师等。有些患者会认为自己遭受了不公正的待遇，对医师甚至医院产生意见。实际上这些问题大部分都能在与医师进行交流后得到解答或者解决，保持平和的心态去积极交流，能解决在病房中遇到的很多问题。

三、积极询问

在患者与临床医师交流的过程中，有时医师会使用医学术语或专业词汇，而这些词汇对缺乏医学专业知识的患者来说往往难以理解，这会导致患者对自己的病情理解不到位，甚至可能导致医患矛盾。患者可以通过积极询问来避免这种情况的发生。

对前列腺癌患者来说，向医师了解一些专业术语是必要的。当医师使用专业术语来描述一个疾病时，往往会涉及疾病中较为重要的内容。例如医师说："您目前的PSA水平比较高，暂时不考虑手术治疗，可先行新辅助治疗。"这时，询问清楚什么是"PSA"（即前列腺特异性抗原）和"新辅助治疗"可以让患者充分了解疾病进展，理解患者所接受的治疗，也便于患者下次与医师的沟通。

而在涉及一些重要谈话如手术谈话时，积极询问也能使患者对手术过程或风险有进一步的了解。比如当医师告知患者需要进行手术时，患者可以询问："这次手术的方式是什么？刀口大概有多大？我的主刀医生是谁？术中可能有什么风险？术后可能发生哪些并发症？"除此之外，当患者对某项内容有疑问时，也可以要求医师进一步解释。

提前准备好一些患者在意的问题也许会有所帮助。这些问题并不需要在一次就诊或治疗中全部解决，而是随着治疗的进展，逐步提出并解决。此外，作为患者，可以要求医师用简单、易懂的语言来总结谈话的重点，明确自己这次接受治疗的目的，以及后续所需要注意的事项，必要时可纸笔记录。

（邹昊逾）

【专家点评】

为了更好地与医师交流，作为患者，应当做好一些准备工作。

在门诊就诊时，患者应准备好基本信息、异常症状、其他身体异常表现及之前的检查报告，以便医师快速了解病情。

多次就诊后，应浓缩信息并告知医师之前的治疗效果和新的症状。在病房住院期间，患者应与不同层级的医师进行有效沟通，包括一线医师和上级医师，明确提供个人信息和病史，以便医师制订个体化治疗方案。同时，患者应避免欺瞒医师，保持平和态度，不私下录音、录像。积极询问专业术语和重要谈话内容，以充分了解疾病进展和治疗方案。这些建议有助于患者更好地与医师沟通，提高治疗效果。

第 39 章 随访时发现肿瘤复发该怎么办

在前列腺癌的随访过程中，有部分患者会发现自己的血清 PSA 出现明显的增高，或是在影像学检查中发现了怀疑肿瘤复发的迹象。这些情况在临床上被称为生化复发和局部复发。当前列腺癌的阴影再次悄然降临，许多患者的心田仿佛被乌云笼罩，感到十分焦虑和恐惧，但实际上，即使出现肿瘤复发，我们仍有许多方法可以进行挽救性的治疗（图 39-1）。

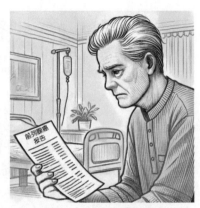

图 39-1 如何面对肿瘤复发

一、什么是生化复发和局部复发

（一）生化复发

大部分前列腺癌患者在接受根治性手术治疗或放射治疗后，血清 PSA 会下降至较低的水平。而治疗后血清 PSA 值无法下降至理想水平或在长期随访过程中出现血清 PSA 升高，就称为生化复发。

生化复发是肿瘤复发的早期阶段，目前对于生化复发的具体数值定义存在较大争议，且在接受根治性手术后及根治性放疗后对于生化复发的定义并不一致。根治性前列腺切除术后生化复发的标准是在随访复查时，连续 2 次血清 PSA 检测均 > 0.2ng/ml。而前列腺根治性放疗后的生化复发一般定义为：当随访期间某一次的血清 PSA 值较放疗后 PSA 最低值高出 2ng/ml 以上，无论有无同时采取其他治疗手段，也无论放疗后血清 PSA 最低值是多少，均可视作生化复发。

（二）局部复发

局部复发指的是在根治性治疗后，再次通过影像学等手段被发现的前列腺癌残留病灶。

在接受根治性手术后的局部复发定义为：在根治性手术后长期随访过程中，通过影像学手段或穿刺活检在尿道膀胱吻合口、原精囊后方及局部淋巴结等位置再次发现前列腺癌病灶。长期疗效评价中，对于手术治疗后是否发生局部复发，最重要的是采用多参数磁共振成像检查，它可以作为判断局部复发的首选影像学检查手段。当影像学检查提示存在局部复发时，对病灶进行穿刺活检以获取肿瘤的病理学状态是一种可选的确诊手段。

而对于接受根治性放射治疗的患者来说，在放疗后 18 个月以上行前列腺穿刺活检时发现有癌细胞，同时伴有 PSA 水平上升，而在 CT、磁共振、骨扫描或其他影像学检查中均未发现转移证据时，这种情况才能被认定为局部复发。

二、根治性前列腺切除术后复发的治疗方法

根治性放疗与根治性前列腺切除术是前列腺癌最主要的治疗方式。尽管被称为"治愈"性的治疗，其治疗"失败"的概率依然不算低。很多患者在接受根治性前列腺切除术后没有遵照医嘱定期复查，导致没有及时发现肿瘤复发，最终导致治疗失败甚至死亡。根治性前列腺切除术后发现肿瘤复发时，及时接受挽救性的治疗可以显著延长患者生存时间，改善生活质量并减少相关并发症的出现。

对于接受根治性前列腺切除术的患者，由于其术后盆腔的解剖学结构改变及术区的出血、粘连，导致影像学与穿刺活检明确是否发生局部复发的难度较大。因此，在制订根治性前列腺切除术后复发患者的治疗方案时，一般不需要严格区分生化复发及局部复发的状态选择不同的治疗方式，而是在发现复发后借助一些预后高危因素对患者病情进行风险分层，选择治疗方案。

（一）观察等待

尽管根治性前列腺癌切除术后患者从发现生化复发，到肿瘤进展至发现远处转移，甚至死亡的时间长短不一（发展到远处转移平均可能需要 8 年以上，而发展到死亡可能需要 10 年以上），但大部分医学专家并不建议选择观察等待这种治疗方法。有一些医师和患者会在特定情况下选择观察等待，也就是在发现生化复发后仅进行定期复查，等到确认前列腺癌已经发生转移或者出现症状时才开始治疗。这种选择通常适用于身体较差且肿瘤恶性程度较低的患者，即预期生存期较短、PSA 倍增时间大于 12 个月、根治术至发现生化复发时间 > 3 年、术后的肿瘤病理分期在 pT3a 以下、ISUP 评分 ≤ 3 分的低危患者。

（二）挽救性放疗

如果前列腺癌患者在根治性手术后出现了生化复发，早期接受挽救性放疗有可能完全治愈肿瘤。根据研究，对于出现生化复发但血清 PSA 低于 0.5ng/ml 的患者，接受挽救性放疗后，超过 60% 患者的血清 PSA 会降得非常低，甚至于检测不到。而且，约 80% 的患者在接下来的 5 年里不会出现病情进展。同时，这种放疗还能降低约 75% 的患者肿瘤进一步发展的风险。此外，也有研究表明，在接受挽救性放疗时的血清 PSA 越高，其长期的治疗效果越差。所以，如果在根治性前列腺切除术后发现生化复发，最好是尽早开始挽救性放疗以提高治愈的可能性，减少肿瘤进展风险。

除了血清 PSA 水平，放疗的剂量也是影响治疗效果的一个重要因素。现在，医师们更推荐在进行挽救性放疗时使用影像引导的调强放疗技术，因为它引起的副作用较少。但是，关于挽救性放疗剂量是高好还是低好，目前还没有定论，最好根据患者身体状况和肿瘤病理特征等进行选择。通常，推荐的放疗剂量是 64～72Gy，分为 32～36 次完成。

此外，对于那些复发后病情较重的患者，比如肿瘤恶性程度比较高或者血清 PSA 水平较高的，除了挽救性放疗，医师可能还会建议同时接受内分泌治疗，以期得到更好的预后和更长的生存时间。

（三）内分泌治疗

对于根治性前列腺癌切除术后生化复发的患者是否需要应用内分

泌治疗，目前尚无定论。尽管现有研究表明根治性手术后发现生化复发时，早期应用内分泌治疗能显著延缓疾病进展，降低远处转移概率，减少肿瘤相关的前列腺癌患者死亡率，但对患者的总生存率未有明显改善，且存在发生药物不良反应的风险。目前，临床上仅推荐在高危及具有高度转移倾向的术后复发患者中，推荐使用内分泌治疗。

三、根治性放疗后复发的治疗方法

对于接受根治性放疗后怀疑肿瘤复发的前列腺癌患者来说，首先应鉴别是生化复发还是局部复发，并评估复发肿瘤的进展程度，以选择合适的治疗方案。

（一）生化复发患者的治疗

对于放疗后前列腺癌生化复发的患者，选择哪种治疗方案一直存在争议。目前，常见的选择有观察等待和雄激素剥夺治疗。但到底什么时候用哪种方法，现在还没有明确的答案。有些专家认为，我们可以根据血清 PSA 的倍增时间来决定。如果倍增时间超过 12 个月，可以选择观察等待，反之可能就需要积极治疗，这时候的治疗方案可以参考局部复发的患者。

（二）局部复发患者的治疗

1. 挽救性根治性前列腺切除术　如果前列腺癌患者在接受过放疗后被诊断为局部复发，挽救性根治性前列腺切除术是一种有效的治疗方式。有研究显示，对于 Gleason 评分低、穿刺活检中阳性针数占比少于 50%、血清 PSA 水平上升速度较慢（倍增时间 > 12 个月）或有低剂量近距离放疗历史的患者，选择手术治疗能有较好的疗效。

但并不是所有患者都适合这种手术。目前，只有满足以下条件的患者可以考虑这种手术：没有其他严重疾病、预期生存期超过 10 年、复发时的癌症分期不超过 T2 期、穿刺活检组织的 ISUP 分级 ≤ 3 级、术前的 PSA 水平低于 10ng/ml，且没有发现淋巴结转移。

还需要了解的是，与常规手术相比，这种手术可能会导致更高的并发症风险，如尿潴留、尿瘘、吻合口狭窄和感染等。这是因为放疗会导致前列腺局部组织水肿、粘连，甚至发生解剖结构改变。

2. **挽救性放疗** 主要包括挽救性外照射治疗，挽救性近距离放疗和挽救性立体定向放疗。这些治疗方式的治疗效果存在一定差异，但不管是哪种挽救性放疗，其并发症发生率均明显低于挽救性手术治疗。

（1）挽救性外照射治疗，是目前最常用的挽救性放疗手段，普及率较高。美国泌尿外科学会和美国放射肿瘤学会推荐常规挽救性放疗时的剂量为 65Gy，但美国肿瘤放射治疗协作组织的指南则推荐局部使用常规放射剂量，即 65 ～ 70Gy。在具体治疗时可根据医师的评估及医院条件选择放射剂量。

（2）身体状况、尿路功能良好的部分放疗后局部复发前列腺癌患者，可选择挽救性近距离放疗。这种治疗方式发生并发症的概率较低，是一种相对安全有效的治疗，但目前已有的系列研究规模较少，在我国开展率较低，建议在接受治疗前了解治疗机构是否拥有充足的治疗经验。

（3）挽救性立体定向放疗是一项新兴的精确放疗技术，可作为放疗后局部复发的一种新选择。该方案适用于国际前列腺评分良好、体力状况较好、无尿路梗阻且经组织学确诊了放疗后局部复发患者。但接受这种治疗的患者 3 年无生化复发生存率在 55% 左右，5 年无生化复发率为 40% 左右，治疗效果较其他挽救性放疗稍差。

3. **挽救性冷冻治疗** 对放疗后的局部复发，挽救性冷冻治疗是近年新出现的一种治疗方案，且逐渐成为挽救性治疗的主要方案。这种治疗的 5 年总生存率略低于挽救性根治性前列腺切除术，但它有一些独特的优点，比如，它可以帮助控制尿路梗阻或出血的问题，创伤比较小，而且如果需要的话还可以重复治疗。现在，医师常用第三代冷冻设备来进行这种治疗。但是这种治疗方法并不适用于所有前列腺癌患者，它有一些特定的适用条件，主要被应用于那些没有其他严重疾病、预期生存期超过 10 年、癌症复发时分期 ≤ T2 期、ISUP 分级 ≤ 3 级、治疗前血清 PSA 水平 < 10ng/ml、PSA 倍增时间 > 16 个月的患者。

4. **其他治疗** 除了上述的 3 种主要挽救性治疗外，根治性放疗后出现局部复发还有一些临床上相对少用的治疗方式可供备用。

（1）高能聚焦超声治疗：相较于根治性高能聚焦超声治疗，挽救性高能聚焦超声治疗的 5 年无生化复发率要更低一些，一般在 49%～60%。但是也有优点，在现有研究中，其发生尿潴留、尿瘘的概率较低，且未发现患者出现过直肠并发症。但这种治疗方式缺乏高质量的临床研究证据，现用于挽救性治疗时仍属于临床研究性质，患者在接受治疗前可以向主管医师了解相关事项。

（2）雄激素剥夺治疗：目前雄激素剥夺治疗对放疗后复发患者的预后如生存时间、生存质量、远处转移发生率等的作用尚未有明确结论。同时，治疗开始时机、持续或间断雄激素剥夺治疗的疗效对比等亦无定论，一般不作为根治性放疗后局部复发的常规治疗手段。

（3）观察等待：通常我们不建议出现局部复发的患者选择观察等待，仅在预期生存期较短或不愿接受挽救性治疗的患者中作为可选方案之一。在观察等待期间若出现远处转移或各种并发症状，如疼痛、食欲缺乏等，仍可以选择积极接受治疗或仅采取对症治疗。

（邹昊逾）

【专家点评】

在随访过程中，有些患者会发现血清 PSA 升高，甚至在影像学上发现肿瘤出现复发。对于前列腺癌根治性手术后复发的患者，挽救性放射治疗是最主要的挽救治疗方法，而内分泌治疗也常被当作备选项。当根治性放射治疗后出现复发时，挽救性手术、挽救性放疗、挽救性冷冻治疗等方案均能起到一定的效果。但无论如何，最重要的仍是及时发现前列腺癌复发或其预兆并尽早采取挽救治疗措施。

第40章 前列腺癌治疗的未来新希望

前列腺癌目前仍未被攻克，因此，针对前列腺癌的新疗法也受到患者、临床医师和科研人员等群体的关注。一些新的治疗方法和新的药物正在进行大规模的临床试验，如何获取新疗法等相关消息、如何参与其中、此类医学研究可能的获益和风险又是什么，都是广大患者关心的问题。本章对此进行概述，希望能对患者有所帮助。

一、前列腺癌未来的研究方向

近年来，前列腺癌治疗领域发展迅速，许多临床研究值得关注，其中包括早期检测、遗传研究、PARP 抑制剂、免疫疗法、内分泌治疗和放射治疗疗法等。

(一) 早期检测

前列腺癌在发病早期往往无明显症状，大多数患者确诊时已存在远处转移，因此，前列腺癌的早期检测十分重要。目前临床上主要依靠血清 PSA、直肠指检及前列腺穿刺活检进行筛查与诊断。但血清 PSA 特异性相对较差，研究人员正在研究灵敏度高、特异性强的检测手段及生物标志物。除此之外，新型影像学手段、癌症相关蛋白质和癌症 DNA 的检测等也是早期检测前列腺癌的主要方法。

(二) 遗传研究

一些前列腺癌具有家族遗传性，这就促使研究人员寻找相关的基因标记，这些异常标记越多，也就意味着患前列腺癌的风险越高。有可疑家族史的人群可进行相关的基因检测。目前与前列腺癌相关的基因有乳腺癌易感基因 1/2 (*BRCA1/2*)、跨膜丝氨酸蛋白酶 2 (TMPRSS2) -E26 相关基因 (*ERG*) 融合基因、*PTEN* 基因、成视网膜细胞瘤（*RB*）基因、p53 肿瘤蛋白（*TP53*）基因、*FOXA1* 基因等。

（三）PARP 抑制剂

聚腺苷二磷酸核糖聚合酶（poly ADP-ribose polymerase，PARA）抑制剂是一种能够影响癌细胞自我复制方式的医学用剂。奥拉帕利是全球首款获批上市的 PARP 抑制剂，通过抑制 PARP 酶的活性，它可以阻碍肿瘤细胞的 DNA 修复能力，从而导致肿瘤细胞的死亡。有研究显示，在重度预处理的转移性去势抵抗性前列腺癌（mCRPC）患者中，32% 的男性对奥拉帕利有反应，88% 的应答者有缺陷基因的改变，这证实了 PARP 抑制剂在伴有潜在缺陷基因的 mCRPC 患者中的作用。另外一项研究显示，奥拉帕利联合阿比特龙治疗提高了患者的总生存期，进一步验证了 DNA 损伤修复通路与雄激素受体信号通路之间可相互影响，同时抑制这两条通路具有潜在的协同效应，该方法有望再次改写 mCRPC 治疗的格局。

其他 PARP 抑制剂有尼拉帕尼和卢卡帕利。目前有研究针对尼拉帕尼联合阿比特龙加泼尼松龙治疗 mCRPC 患者的临床试验，主要研究其安全性和有效性。卢卡帕利可用于治疗接受过雄激素受体导向治疗、紫杉烷化疗并携带有害 BRCA 突变 [生殖系和（或）体细胞] 的 mCRPC 成人患者。

（四）免疫疗法

治疗癌症的理想方法是刺激自身的免疫系统来抵抗和杀死癌症。Sipuleucel-T 是一种自体细胞免疫疗法，是第一种在 mCRPC 患者中表现出生存获益的免疫治疗剂。一项 3 期临床研究，研究显示，在无内脏转移的无症状或症状轻微的 mCRPC 患者中使用 Sipuleucel-T 疗法，患者的死亡风险相对安慰剂组降低了 22%。

前列腺癌组织中存在炎症细胞和 T 细胞浸润，提示宿主免疫效应可能介导抗肿瘤反应。因此，单克隆抗体作为一种抗体分子，与肿瘤细胞结合后，可以通过细胞毒性、补体激活、细胞吞噬作用等机制诱导免疫效应，从而导致肿瘤细胞被直接杀伤和破坏。伊匹木单抗是一种单克隆抗体，在 3 期 CA184-095 试验中，无症状或症状轻微的、无内脏转移的、未接受过化疗的 mCRPC 患者被随机分配接受伊匹木单抗或安慰剂治疗。试验结果显示，伊匹木单抗提高了患者无进展生存时间，但并未改善患者的总生存期。

（五）内分泌治疗

"没有雄激素，就没有前列腺癌"，这句话揭示了雄激素和前列腺癌之间密切的关系。因此，在前列腺癌的治疗中，阻断雄激素和雄激素受体结合，是抑制雄激素依赖性前列腺癌细胞生长和发展的关键。达罗他胺是新一代的雄激素受体拮抗剂，与其他抗雄激素药物相比，达罗他胺具有更高的亲和力，可以更紧密地结合到雄激素受体上。目前已在国内获批用于治疗非转移阶段的前列腺癌患者及治疗转移性激素敏感性前列腺癌的成年患者。

（六）放射性核素疗法

放射性核素疗法是通过射线照射前列腺区域，杀死肿瘤细胞，从而达到治疗肿瘤的目的。其中，低剂量 ^{177}Lu-EB-PSMA 放射配体治疗备受关注。一项临床试验共纳入 30 例既往接受过含紫杉类化疗和二代雄激素剥夺治疗后的进展性前列腺癌患者，结果显示接受此治疗方案患者的血清 PSA 数值降幅至少降低了 50% ~ 56.7%，中位 PSA 无进展生存期为 4.6 个月，中位总生存期为 12.6 个月，并且治疗后患者的生活质量也显著提高。此外，氯化镭（^{233}Ra）是全球首个 α 粒子辐射放射性治疗药物，它联合恩扎卢胺也是一种新型治疗方案。一项纳入了 1464 例患者的临床研究显示 ^{233}Ra 联合恩扎卢胺能有效延长患者生存期。

二、有关临床试验

临床试验是针对人体（患者或健康志愿者）进行的系统性药物或治疗方法研究，旨在证实或揭示试验药物的作用、不良反应及药物的吸收、分布、代谢过程，或者验证新型治疗手段的疗效和并发症。以新药为例，新药的临床试验常分为Ⅳ期：Ⅰ期临床试验是指在药物开发过程中，第一次用于人体以研究新药的性质的试验。试药人群一般是经谨慎筛选后的健康志愿者（对肿瘤药物而言通常为肿瘤患者），以上人群用药后通过观察药物在人体血液中的浓度、分布、代谢及有益反应或不良反应等指标来评估药物的安全性。Ⅱ期临床试验是在Ⅰ期临床试验的基础上，将药物给予少数患者志愿者，重新评估药物的药代动力学和排泄情况，能对新药的有效性和安全性做出初步评价，并能基本确定临床给药剂量。Ⅲ期临床试验是将药物用于更大范围的患者志愿者中，遵循随机对照原则，进行多中心临床试验，进一步评价药物的有效性和耐受性。Ⅳ期临床试验，是指药物上市后的检测，在广泛使用的条件下考察药物疗效和人体的不良反应。

（一）目前开展这些临床试验的地点

大多数临床试验会在医疗机构进行，包括医院、诊所等。一些大学和研究机构也具有临床试验的资质，可以多加留意。

（二）患者能通过什么渠道了解这些临床试验在哪家机构开展？

可以通过报纸、网络、电视等渠道了解。患者在医院就医的过程中可以多关注医院科室摆放的临床试验招募通知，也可以直接询问就诊医师是否了解哪里开展此类临床试验。除此之外，还可联系当地的肿瘤研究中心进行咨询。

（三）患者怎么加入这些临床试验？

联系到临床试验的相关机构之后，提交申请，会有专门的医师或工作人员根据患者的年龄、病情等情况判断是否适合参加此临床试验。

（四）参加这些临床试验，对患者一定有好处吗？

这不确定。因为这些临床试验为了证实新药或新疗法的有效性和安全性，会和已经证明有效、临床上已推广的药物或治疗方法进行比较，通常会分为实验组和安慰剂组，安慰剂组的患者得到的是标准的治疗方案，此类患者可能受益不大。并且新药和新疗法同样存在潜在并发症或疗效不佳的情况，患者需要对其有一定的心理准备。通常情况下，参与此类试验，尤其是Ⅲ期临床试验，必须同意随机化，这就意味着试验过程中患者无法自行选择治疗方式，只能随机被分到实验组或安慰剂组。

（五）在参加临床试验前，患者需要了解或询问哪些信息？

1. 此项临床研究的目的是什么？

2. 与现在传统的治疗方法相比较，它有什么不同之处？

3. 参与此项临床研究的时间有多长？

4. 治疗完之后需要配合进行随访的内容、时间及后续检查的时间。

5. 参与此次试验的费用，以及后续随访进行检查的费用。

6. 如果出现不良并发症，谁来负责处理这些问题，这些额外治疗是否需要自费？

7. 如果患者中途不想参加了，是否能中途退出？需要付出什么代价吗？

8. 这个项目由什么部门和机构资助？

（六）由于各种原因，患者不想参加这项试验了，可以退出吗？

受试者可以自愿选择参加一项临床试验，也可以在试验的任何时间，以任何理由或无理由退出试验，这是患者的合法权益。由于患者的退出可能会影响试验疗效和安全性的评估，请务必在退出试验时，告知试验管理人员或医师，并积极配合进行末次检查。在相关法律法规允许范围内，退出之前已获得的研究资料仍可能被采用。

（七）临床试验相关药物对患者有效，患者能持续治疗吗？

这是有可能持续治疗的，但需根据试验药物的性质、试验的目的和试验受试者的需要进行综合考虑。而且需要在医师和试验负责人的指导下进行治疗，并密切关注自己的身体状况。

（符舟洋）

【专家点评】

前列腺癌治疗领域的研究正在不断深入，为患者带来了新的希望。本章详细介绍了前列腺癌的未来研究方向，包括早期检测、遗传研究、新型药物和治疗方法等多个方面。这些研究不仅涵盖了传统治疗手段的改进，还涉及了免疫疗法、PARP 抑制剂等前沿技术，显示出前列腺癌治疗策略的多样性和创新性。同时，本章对临床试验的详细介绍也非常实用，为患者提供了参与新药或新疗法试验的指南。然而，临床试验虽然为患者提供了新的治疗机会，但参与前必须充分了解试验的目的、可能的风险和益处，以确保自身权益。总的来说，这一章内容全面、信息丰富，既展现了前列腺癌治疗的新进展，也为患者提供了实用的参考信息。相信随着研究的不断推进，前列腺癌的治疗将更加精准、高效，为患者带来更好的生活质量。

后　记

　　感谢我所有的老师、同事和年轻后起之秀的辛苦付出，感谢老师的教诲，感谢同事的支持，感谢所有抽出时间审阅的专家并分享了前列腺癌治疗和预防经验，他们的宝贵建议可以帮助可疑前列腺癌患者早期明确诊断，选择最好的治疗方案。

　　特别感谢我的患者和他们的家人，通过他们分享的亲身经历，帮助其他患者选择他们的最好诊断和治疗。

　　尤其重要的是，本书献给所有每天都在与前列腺癌抗争的勇敢男人和支撑他们的家人，他们更懂得人生痛苦与快乐的意义。

编者

于北京